Brenda Kinsel
Neues aus der Umkleidekabine

SERIE PIPER

Zu diesem Buch

»Hilfe, ich habe nichts anzuziehen!« Sie stehen vor Ihrem überquellenden Kleiderschrank und finden, daß eigentlich gar nichts paßt: Sie lieben sportliche Outfits, es fehlt Ihnen aber das elegante Cocktailkleid; Stiefeletten sind Ihre Leidenschaft, aber Sie bräuchten jetzt zierliche Pumps. Ob Sie auf eine Party, auf Reisen, zum Businesslunch oder zum Kindergeburtstag gehen, Brenda Kinsel, erfolgreiche Stilberaterin, verrät, wie Sie für jede Gelegenheit perfekt gekleidet sind und wie Sie Ihren Kleiderschrank optimal bestücken können – ohne großen zeitlichen Aufwand oder finanzielle Abenteuer. Außerdem bietet sie eine umfassende Typberatung: Denn was für den Erdtypen gut ist, schmeichelt womöglich dem Feuer- oder Wassertypen überhaupt nicht ... Ein vergnüglicher Stilberater voller individueller Tips und durchgehend zweifarbig illustriert.

Brenda Kinsel berät in Workshops und Seminaren Frauen jeden Alters und hilft ihnen, ihren ganz persönlichen Stil zu finden. Sie ist Mitglied der Association of Image Consultants International und besitzt ihre eigene Beratungsfirma: Inside Out. Brenda Kinsel lebt heute in Kalifornien. Bisher erschienen auf deutsch »Wie man einen Badeanzug kauft« und »Neues aus der Umkleidekabine«.
Weiteres zur Autorin: www.brendakinsel.com

Brenda Kinsel

Neues aus der Umkleidekabine

Richtig shoppen, super aussehen

Aus dem Amerikanischen von
Edith Winner

Mit farbigen Illustrationen von
Jenny Phillips

Piper München Zürich

Die Namen einiger Produkte, die in diesem Buch erwähnt werden, sind eingetragene Warenzeichen und gehören ihren Eigentümern. Wir respektieren jegliche Rechte dieser Eigentümer. Manche Personennamen und Charakterisierungen wurden im Interesse des Persönlichkeitsschutzes geändert.

Von Brenda Kinsel liegen in der Serie Piper vor:
Wie man einen Badeanzug kauft (4134)
Neues aus der Umkleidekabine (4387)

Ungekürzte Taschenbuchausgabe
1. Auflage April 2005
2. Auflage Dezember 2005

Titel der amerikanischen Originalausgabe:
»In the Dressing Room with Brenda«,
Wildcat Canyon Press in Berkeley, Kalifornien

erschienen im Verlagsprogramm Kabel
Umschlag / Bildredaktion: Büro Hamburg
Heike Dehning, Charlotte Wippermann,
Alke Bücking, Kathrin Hilse
Foto Umschlagvorderseite: Anja Boxhammer
Foto Umschlagrückseite: Abigail Huller
Satz: Satz für Satz. Barbara Reischmann, Leutkirch
Druck und Bindung: Clausen & Bosse, Leck
Printed in Germany
ISBN-13: 978-3-492-24387-2
ISBN-10: 3-492-24387-8

www.piper.de

Für meinen Vater, Don Reiten, der ohne die Beratung meiner Mutter außerstande ist, die passende Krawatte zu einem Hemd zu finden. Aber das tut seiner Erscheinung keinen Abbruch. Er sieht trotzdem immer blendend aus, denn die Natur hat ihn mit allem ausgestattet, was wahre Schönheit ausmacht: Liebe, Weisheit, Humor und Bescheidenheit.

Inhalt

Einleitung

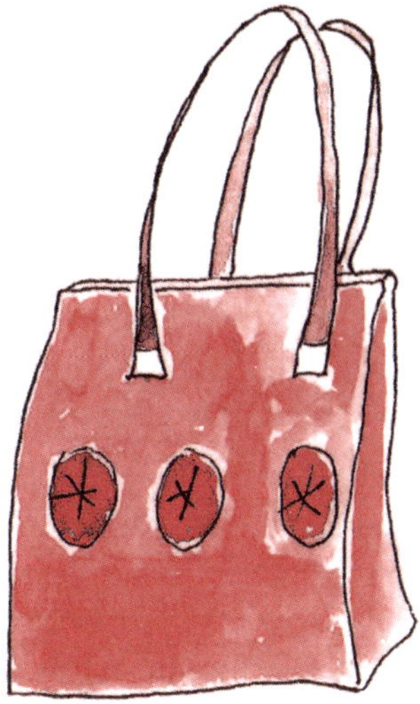

DIESES BUCH GÄBE ES NICHT ohne die unzähligen Frauen, die im Lauf der letzten fünfzehn Jahre das Wohl und Wehe ihrer Garderobe in meine Hände gelegt haben. Unter meinen Kundinnen sind sämtliche Konfektionsgrößen von 167 bis 56, sämtliche Shoppingbudgets von 500 Euro bis unbegrenzt und sämtliche Altersklassen zwischen Zwanzig und Neunzig vertreten – was meine These belegt, daß unser Interesse an Mode im allgemeinen und an der Frage »Was ziehe ich an?« im besonderen nie erlahmt.

Es gibt wohl kaum etwas Intimeres, als einen Fremden in den eigenen Kleiderschrank oder gar die Wäscheschublade schauen zu lassen. Dieses Vertrauen haben meine Kundinnen mir entgegengebracht, und dafür bin ich jeder einzelnen von ihnen dankbar. Wir bilden uns immer ein, unsere Macken und Geheimnisse wären etwas Besonderes. Aber das stimmt gar nicht. Mir ist nichts Menschliches fremd. So verschieden wir auch sind, so verschieden die Gelegenheiten sind, für die wir uns anziehen – im Grunde sind wir uns alle sehr ähnlich.

Wir alle gehen in Kleidern durchs Leben. Wir alle erleben Abenteuer in unseren Kleidern. Wir alle ziehen uns morgens an und abends wieder aus. In Kleider zu schlüpfen ist zugleich etwas ganz Alltägliches und etwas ganz Besonderes. Frauen erzählen mir Geschichten von ihren Kleidern. Die eine berichtet mir, was an dem Tag passierte, als sie das rote Kleid trug; die andere, was sie anhatte, als sie ihrem Mann zum ersten Mal begegnete; die dritte, in welchem Outfit sie durch die achtziger Jahre gondelte; die vierte, welche Stiefel sie während ihrer gesamten Schwangerschaft getragen hat; und die fünfte zeigt mir die zerrissene Halskette, die einmal der Vorbote eines großen Liebeskummers war.

Die Geschichten unserer Kleider erzählen die Geschichte unserer **Lebensreise**.

In unserer Erinnerung sind bedeutsame Ereignisse oft mit bestimmten Kleidern verknüpft, und oft behalten wir unbedeutende Ereignisse nur wegen der Kleider, die wir dabei anhatten, im Gedächtnis.

Auf dieser Lebensreise bin ich für viele Frauen eine Helferin hinter den Kulissen. Ich helfe ihnen bei der Vorbereitung auf die Ereignisse, die ihnen in nächster Zeit ins Haus stehen – das Klassentreffen, ein Vorstellungsgespräch, das x-te Vorstellungsgspräch, ein neuer Arbeitsplatz, ein Gerichtstermin, ihre Hochzeit, die Reise in die Türkei, das Wochenende bei den Eltern, ein Abend in der Oper oder im Kino, der Skiurlaub, der Betriebsausflug, das Begräbnis des Schwiegervaters, die Flitterwochen, ein Familienfest.

Mit diesem Buch möchte ich Ihnen mein gesammeltes Wissen über den weiblichen Körper, die Gesetze der Mode, Lösungen für Kleiderkrisen und noch einiges mehr zur Verfügung stellen. Alles, was Sie hier lesen werden, habe ich in meiner Arbeit mit Kundinnen gelernt. Profitieren Sie von der Erfahrung dieser vielen Frauen. Nutzen Sie dieses Wissen, um in Ihr eigenes Leben mit und in Kleidern mehr Spaß und Erfolg zu bringen. Es wird Ihr Leben bereichern.

Ich glaube, daß wir auf der Welt sind, um etwas aus den Talenten zu machen, mit denen das Schicksal uns gesegnet hat, und andere daran teilhaben zu lassen. Falls dem so ist, habe ich eine kleine Theorie darüber, warum das Thema Mode sich »mich ausgesucht« hat. Als ich klein war, hat meine Mutter für mich Kleidchen geschneidert – ich kann mich noch an jedes einzelne davon erinnern – wie sie aussahen, wie sie sich anfühlten. Ich weiß auch noch, wie ich die anderen Frauen in unserer Kirchengemeinde in Hastings, Dakota, bewunderte, zu deren Treffen meine Mutter mich mitnahm. Hastings ist ein winziges Nest – heute noch. Einmal verirrte sich eine Frau aus Norwegen nach Hastings. Sie kam zu dem Gemeindetreffen, und ich weiß noch genau, wie aufregend ungewöhnlich sie angezogen war. Ich wich ihr den ganzen Abend nicht von den Fersen und hörte nicht auf, über ihre Kleider zu staunen.

Als ich in der vorletzten Klasse der Highschool war, gab die Mutter einer Freundin mir den Tip, mich um einen Ferienjob im größten Kaufhaus von Fargo zu bewerben. Meine Bewerbung konnte noch nicht im Personalbüro eingegangen sein, da bekam ich einen Anruf von besagter Mutter. Sie sagte, ich hätte den Job. Es stellte sich heraus, daß sie die Leiterin des Personalbüros war. Dieser Sommer war für mich das Paradies. Ich jobbte in der Modeabteilung des Kaufhauses – wohlgemerkt: nicht als Model, sondern im Verkauf. Ich half anderen Teenagern dabei, sich für das neue Schuljahr einzukleiden. Ich sehe mich noch auf dem Boden der Umkleidekabine knien, Stecknadeln zwischen den Lippen, und einen Rocksaum auf die richtige Länge abstecken. Ich hätte mir auf der Welt nichts Schöneres vorstellen können als anderen dabei zu helfen, sich genau die Kleider auszusuchen, in denen sie sich wohl fühlten, einfach weil die Kleider perfekt zu ihnen paßten.

Einige Jahre später lebte ich in Kalifornien. Ich hatte den Wunsch, mich künstlerisch zu betätigen, und suchte nach dem richtigen Medium. Jeden Abend vor dem Einschlafen zog hinter meinen geschlossenen Lidern eine Serie von Bildern vorüber, wie eine Diashow von Modekreationen. Ich wollte die Bilder festhalten. Daraus wurden meine ersten Entwürfe für »tragbare Kunst« – Kleider, die eigentlich Kunstwerke, aber dennoch tragbar waren. Ich realisierte die Entwürfe und präsentierte sie auf Catwalks und in Kunstgalerien.

Weitere fünfzehn Jahre später kniete ich wieder in Umkleidekabinen auf dem Boden, hatte Stecknadeln im Mund und paßte Rocksäume an. Jetzt waren meine »Kunstwerke« die Outfits, die ich für meine Kundinnen kreierte. Gewöhnliche wie außergewöhnliche Frauen waren meine Leinwand, und ich brachte durch einen schöpferischen Akt die Kleider dazu, ihre Persönlichkeit auszudrücken.

Dann kam meine Scheidung – eine Erfahrung, die das ganze Leben umkrempelt. Eine Scheidung zwingt einen dazu, sich neu zu erfinden, nach einer neuen Identität zu suchen. Aber sie bietet auch die Chance für einen Neuanfang. Es ist eine Phase, in der man sehr genau hinsehen und tief graben muß, um sich der eigenen Stärken und Talente bewußt zu werden.

Meinen Kundinnen geht es nicht anders. Auch sie machen im Leben Krisen durch, sei es durch den Tod eines nahen Angehörigen, durch eine Krankheit, einen Umzug, plötzliche Arbeitslosigkeit, eine gescheiterte Ehe oder einen geplatzten Traum. Dinge, die sie für selbstverständlich gehalten haben, fallen plötzlich weg. Die Figur, die ihnen mit fünfundzwanzig nicht gut genug war, erscheint ihnen mit fünfundvierzig, fünfundfünfzig, fünfundsechzig als unerreichbare Traumfigur. Die schönen Haare, die sie immer für ihr Erkennungsmerkmal gehalten haben, fallen während einer Chemotherapie aus. Die ehemals schmale Taille hat Fettpölsterchen angesetzt. Ein lebenswichtiges Medikament hat die unangenehme Nebenwirkung, die Figur zu verändern. Die Arbeitszeiten im neuen Job werfen die Termine im Fitness-Studio über den Haufen. Die ersten Fältchen beeinträchtigen das Selbstbewußtsein, die Wechseljahre schleichen sich ein. Und der Gang zum Schönheitschirurgen ist einem zu teuer, zu furchterregend, oder er bringt nicht die gewünschten Erfolge.

Die Dinge kommen und gehen. **Das Leben ist ein Fluß.** An jeder Biegung ist wieder ein Stück Selbstfindung, Wiederentdeckung, Erneuerung gefragt. Manchmal bringt eine neue Garderobe schneller als eine Therapie an den Tag, wie wir uns den neuen Herausforderungen stellen können. In den Spiegel zu schauen und sich zu überlegen, wie man sein Äußeres gestalten möchte, hat verblüffende Rückwirkungen auf die innere Balance. Unsere Kleidung ist ein Hightech-Medikament für die Seele.

Sich bewußt zu kleiden, bringt einen in Kontakt zu dem kostbaren inneren Kern, der die eigene Persönlichkeit ausmacht. Es hilft einem dabei, sich so zu lieben, wie man ist. Nichts in der Welt ist von Dauer. Ihre Liebe zu diesem inneren Kern muß bedingungslos sein. Machen Sie sie nicht von der Ziffer auf Ihrer Personenwaage, vom Umfang Ihrer Oberschenkel oder von einem neuen Fältchen abhängig, das Sie eines Morgens im Spiegel entdecken. Seien Sie nicht lieblos zu sich selbst. Warten Sie nicht ab, bis Sie fünf Pfund abgenommen haben, Ihren Bauch wegtrainiert oder Ihre Schlupflider operieren haben lassen, bevor Sie anfangen, sich zu lieben. *Üben* Sie es, sich so zu lieben, wie Sie hier und heute sind. Lassen Sie diese Liebe frei, großzügig und verschwenderisch sein.

Die meisten von uns sind viel geübter in negativen Gefühlen zu sich selbst. Ich kenne kaum eine Frau, die nicht ihre leidvollen Erfahrungen mit dieser ewig kritischen, nörgelnden, verächtlichen inneren Stimme gemacht hätte, mit der wir uns selber fertigmachen. Es ist eine weibliche Volkskrankheit. Fragen Sie Ihre Töchter, Nichten, Cousinen, Freundinnen – fast jede Frau, vielleicht auch Sie selber, hat irgendwann einmal unter dem Wahn gelitten, den eigenen Körper abzulehnen. Das kann in Einzelfällen lebensbedrohliche Züge annehmen. Diese Tatsache erschreckt mich. Wie können wir lernen, mit Achtung über uns selber zu sprechen? Wie können wir uns einen liebevollen Umgang mit uns selber angewöhnen? Wie können wir jungen Mädchen beibringen, ihren Körper so anzunehmen und zu mögen, wie er ist?

Ein paar Wochen nach meiner Scheidung fiel mir auf, daß meine Kinder angefangen hatten, sich ununterbrochen zu zanken. Sie zankten im Auto, wenn ich sie zur Schule brachte oder von der Schule abholte. Sie zankten im Supermarkt, wenn wir gemeinsam einkaufen gingen. Sie zankten morgens beim Frühstück. Sie zankten einfach ständig.

Irgendwann hatte ich die Nase gestrichen voll. Ich beschloß, einmal wöchentlich eine Familienkonferenz abzuhalten – im Bedarfsfall auch öfter –, um über die Konflikte zu reden. Bevor wir mit den strittigen Themen begannen, machten wir immer eine »Lobrunde«. Jeder mußte an jedem irgend etwas loben. »Ich fand es nett, daß du mir gestern abend bei den Hausaufgaben geholfen hast.« »Ich hab mich gefreut, wie nett du zu meinen Freundinnen warst, als sie mich besuchen kamen.« Und so weiter. Manchmal dauerte die »Lobrunde« so lange, daß für die

Streitthemen gar keine Zeit mehr blieb. Immerhin mußte sich jeder von uns vier Lobhudeleien einfallen lassen, und das konnte dauern. Harte Zeiten!

Aber wissen Sie was? Es wirkte. Übung macht den Meister. Mit der Zeit fiel es uns immer leichter, über die anderen ein gutes Wort zu sagen. Manchmal lobten wir einander sogar außerhalb der Konferenzen. Morgens, mittags, abends – dienstags, donnerstags, freitags –, immer wieder tauchten nette Worte auf. Das Loben wurde uns zur Gewohnheit. Und die Probleme schienen allmählich wie von selber zu verschwinden, wenn jedes Familienmitglied nur genug Lob abbekam.

Ich weiß, daß der Trick mit dem »Loben« funktioniert. Es ist bestechend einfach – und doch unendlich schwer für notorisch selbstkritische Frauen, diesen kleinen Trick auf sich selbst anzuwenden. Trotzdem appelliere ich an Sie: Helfen Sie mir, die Welt zu verändern! Stellen Sie sich vor, wieviel Stärke und Macht uns Frauen zuwachsen würde, wenn wir endlich aufhören würden, uns selber zu kritisieren. Wenn wir uns statt dessen lieben und akzeptieren würden, so wie wir sind. Ich bin davon überzeugt, daß das möglich ist. Es ist nur eine Frage der Gewohnheit, nichts weiter. Wir müssen uns angewöhnen, über uns selber Gutes zu sagen.

Fangen Sie gleich heute damit an. Loben Sie etwas an sich selbst. Sprechen Sie es laut aus. Schreiben Sie es auf. Loben Sie Ihr Haar dafür, daß es heute in so schönen Locken fällt; loben Sie Ihre Augen dafür, daß sie sich jeden Morgen öffnen und Sie in die Welt hinausschauen lassen. Loben Sie Ihre Beine dafür, daß sie Sie jeden Tag zur Bushaltestelle tragen. Loben Sie Ihre Hände dafür, daß sie mit ihrem sanften Streicheln einen Muskelschmerz auflösen können. Je länger Sie das Loben üben, desto leichter wird es Ihnen fallen. Und während Sie sich darin zur Meisterin entwickeln, können Sie zugleich damit anfangen, sich mit Farben zu verwöhnen, die Sie lieben, mit Stoffen, die sich phantastisch auf Ihrer Haut anfühlen, und mit Kleidern, in denen Sie sich frei und bequem bewegen können.

Ziehen Sie Kleider an, die Ihnen jede
Minute in Erinnerung rufen,
daß Sie fest entschlossen sind,
sich ***selbst*** zu *lieben*,
jeden Tag ein Stückchen mehr.

Üben, üben, üben Sie. Versuchen Sie die Liebe in Ihrem Herzen auszudehnen, lassen Sie sie größer, tiefer, wärmer werden. Seien Sie nett zu sich selbst.

Was ich an meinem Beruf am meisten liebe, ist dieser Moment der Offenbarung, wenn ich einer Frau die Augen für ihre eigene Schönheit öffnen kann, für die Ausstrahlung, die sie plötzlich gewinnt, wenn sie anfängt, sich selbst zu lieben und zu ehren. Das ist eine phänomenale Verwandlung. Verwandeln auch Sie sich! Verändern wir die Welt!

Am Anfang war das Feigenblatt

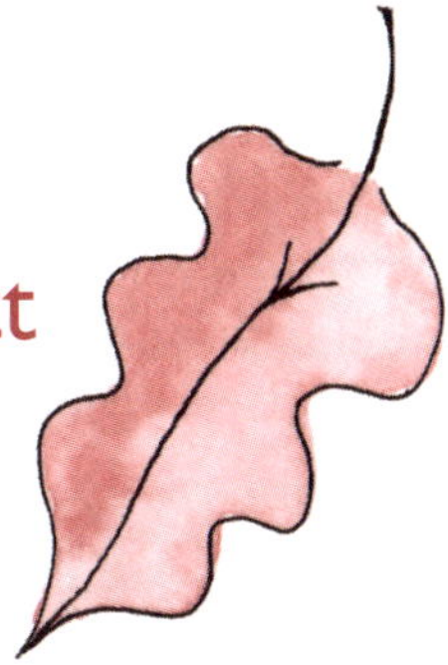

Es funktioniert wie ein Zen-Koan:
Wenn Sie das Thema Kleidung vergessen wollen,
müssen Sie erst Ihre ganze Konzentration darauf richten.

»SCHATZ, HAST DU MEIN FEIGENBLATT IRGENDWO GESEHEN?« rief Adam durch den Ahornhain im Garten Eden.

»Nein, Süßer«, antwortete Eva. »Aber ich würde mal da hinten auf dem Waldboden nachsehen. Jedesmal, wenn ich zum Wasserfall gehe, stolpere ich drüber.«

Am Anfang war das Paradies. Kleider gab es nicht. Eva brach nicht gehetzt ins Büro auf; Adam war nicht mit Online-Transaktionen beschäftigt. Es gab keine Rechnungen, die bezahlt werden mußten, keine Schwiegereltern, die beeindruckt werden wollten, keine Jahresbeurteilung, die einem Kopfschmerzen bereitete. Niemand schämte sich seiner Nacktheit. Kunststück, es gab ja keine Alternative! Bis zu dem Augenblick, als Eva in den Apfel biß, brauchte sich niemand Gedanken über Krawatten, Kostüme, Hemden, Gürtel, Büstenhalter, Strumpfhosen, Boxershorts, Slips, Strümpfe, Socken, Blusen, T-Shirts, Röcke, Kleider oder Schuhe zu machen.

Würden Sie gern mit Eva tauschen? Läßt der Gedanke an Adam und Eva Sie seufzen: »Was für herrliche Zeiten!«? Dann möchte ich Ihnen sagen: Machen Sie die Augen auf – die herrlichen Zeiten sind *heute*; sie brachen an, als der Mensch sich zu verhüllen begann.

Denn der Sündenfall brachte die Scham in die Welt. Adam und Eva schämten sich ihrer Nacktheit, und das Tor zur wunderbaren Welt der Mode tat sich auf, zu eleganten Kleidern, legeren Kleidern, Kleidern fürs Rendezvous, fürs Büro, für die Gartenarbeit, für die Reise, zu trendigen Fummeln und klassischen Kostümen, zu sauberen und schmutzigen Kleidern. In Wirklichkeit haben wir den Himmel auf Erden, seit wir Kleider haben.

Eva war ein cleveres Mädchen. Ich bin sicher, daß sie eine Vision hatte. Ich wette, daß sie schon vor der Episode mit dem Apfel und der Schlange heimlich aus Blättern und Gräsern Röcke mit passenden Schößchenjacken geflochten hat und daß sie sich kleine Zweiglein mit bunten Beeren über die Ohren hängte – es liegt nun mal in unserer Natur, uns zu schmücken. Gott hat uns so geschaffen. Davon bin ich überzeugt, auch wenn dazu nichts Ausdrückliches in der Bibel steht. Eva hätte Adam an ihrem ersten Silvesterabend im Paradies gern in einen Smoking gesteckt, das ist für mich so sicher wie das Amen in der Kirche. Es liegt in der Natur der Frau, zu dekorieren, zu basteln, aus einem Nichts etwas Hübsches zu machen. Tun das nicht heute noch unzählige »Evas« mit ihren »Adams«? Sobald sie mit einem Mann ein Weilchen liiert sind, kommt irgendwann die spontane Eingebung: »Aus dem Jungen könnte ich was machen!« Dann heiraten sie ihn und stürzen sich mit Begeisterung in das Projekt, aus einem durchschnittlichen Mann einen umwerfenden Mann zu machen. Aber – pardon, ich wollte ja über Mode sprechen …

Wenn Sie immer noch überzeugt sind, daß die Nacktheit das beste war, möchte ich Ihnen beibringen, wie man es anstellen muß, sich in Kleidern so zu fühlen, als wäre man nackt. Sie kennen bestimmt das Gefühl, in ein Kleidungsstück zu schlüpfen, das einfach perfekt zu Ihrer Figur, Ihrer Haarfarbe, Ihrem Teint, Ihrem Stil paßt und obendrein noch so geschnitten ist, daß Sie sich bei jeder Bewegung und in jeder Lage rundum wohl darin fühlen. Das Gefühl, in die Welt hinauszugehen und völlig zu vergessen, wie man angezogen ist. Das Thema ist einfach erledigt. An Ihrer Kleidung ist nichts, was Sie oder andere ablenkt. Sie ist einfach nur da, also können Sie einfach nur da sein. Das Thema Kleidung existiert für Sie genausowenig wie für Adam und Eva.

Es funktioniert so ähnlich wie ein Zen-Koan: *Wenn Sie das Thema Kleidung vergessen wollen, müssen Sie erst Ihre ganze Konzentration darauf richten.* Und wenn Sie zusätzlich noch ein wenig Zeit investieren, können Sie es um so schneller vergessen.

Zweimal jährlich genügt

Kennen Sie den Ausdruck »Weihnachts- und Osterchristen«? Das sind Gläubige, die zweimal jährlich in die Kirche gehen, mehr nicht – an Weihnachten und an Ostern. Vielleicht gehören Sie nicht zu dieser Sorte, aber das ist in etwa der Zeittakt, in dem Sie sich Gedanken über Ihre Garderobe machen sollten, um sich das ganze Jahr über wie Eva im Garten Eden zu fühlen.

Und das geht so. Irgendwann im August nehmen Sie sich die Zeit, darüber nachzudenken, was Sie während der nächsten sechs Monate anziehen wollen, und machen sich dazu ein paar Notizen. Überlegen Sie, für welche Gelegenheiten Sie etwas Passendes brauchen, für welche Lebensbereiche Sie welche Sachen benötigen, welches Image Sie durch Ihre Kleider ausdrücken möchten – nur für sechs Monate. Werfen Sie einen Blick in den Kleiderschrank, und sehen Sie nach, was noch brauchbar ist.

Vielleicht sagen Sie: »Sieht doch alles ganz gut aus. Prima! Zeit für eine Kaffeepause.« Dann machen Sie eine Kaffeepause und meditieren anschließend darüber, ob es in Ihrer Garderobe Lücken mit Potential gibt. Welche Accessoires oder Kleidungsstücke würden Ihre Garderobe schlagartig so aufwerten, daß die nächsten sechs Monate die schicksten Ihres Lebens wären? Schreiben Sie diese Ergänzungsstücke auf eine Liste, bis Sie das Gefühl haben: »Das ist es. Großartig! Zeit für ein Päuschen.« Machen Sie wieder eine kleine Pause, und gehen Sie anschließend shoppen. Besorgen Sie alles, was auf Ihrer Liste steht. Tragen Sie Ihre Einkäufe nach Hause, gönnen Sie sich eine Kaffeepause – wenn Sie noch die Geduld dazu haben –, und beginnen Sie dann mit dem großen Puzzlespiel. Kombinieren Sie, mischen Sie, probieren Sie alles aus, stellen Sie lauter einzelne Outfits zusammen, bis Sie sagen: »Phantastisch. Ich bin ja so stolz auf mich! Zeit für ein Päuschen.« Diesmal können Sie sich eine lange Pause gönnen. Strecken Sie sich auf dem Bett aus, schlafen Sie mit einem seligen Lächeln im Gesicht ein, und träumen Sie von den wunderbaren Outfits, die Sie während der nächsten sechs Monate tragen werden. Und da Sie nun ein halbes Jahr lang nicht mehr an Kleider denken müssen, können Sie Ihre ganze Energie darauf konzentrieren, Ihr Leben zu leben.

Zeit, wieder **shoppen** zu gehen

Sechs Monate sind vergangen und irgendwann im Februar schauen Sie wieder in Ihren Kleiderschrank. Wie sieht Ihr Bedarf für das Frühjahrs- und Sommerhalbjahr aus? Vielleicht planen Sie eine Kreuzfahrt oder eine Reise nach Italien. Sie brauchen eine hübsche Reisegarderobe, aber auch ein paar aktuelle Outfits fürs Büro und für die sommerlichen Freizeitaktivitäten. Für das Familientreffen an Ostern oder zum Passahfest hätten Sie gern etwas Feineres. Gut, nehmen Sie das alles in Ihre Notizen auf. Dann gehen Sie ins Detail, planen einzelne Outfits, stellen die Liste mit den notwendigen Ergänzungen zusammen, gehen einkaufen, tragen die neuen Kleider nach Hause und hängen Sie in den Schrank. Fertig. Und dann lassen Sie es sich mit Ihrer wohl durchdachten Garderobe wieder sechs Monate lang gutgehen und verschwenden nicht einen einzigen Gedanken an Ihre Kleidung. Klingt himmlisch, nicht wahr?

Täglich eine **kleine Andacht**

Und was ist mit der Instandhaltung meiner tollen Garderobe? werden Sie fragen. In fast allen Religionen gibt es tägliche Übungen – Andachten, Gebete, Meditationen. Halten Sie es mit Ihrer Garderobe genauso. Nehmen Sie sich jeden Tag ein paar Minuten für Ihre Kleidung. Wenn sich zum Beispiel an Ihrer Jacke ein Knopf gelockert hat, nähen Sie ihn wieder an. Warten Sie nicht, bis er abreißt und verlorengeht. Bringen Sie Ihr Kostüm zur Reinigung, wenn es schmutzig ist. Oder bügeln Sie Ihren Rock, wenn er es nötig hat – all das sind kleine Andachten. Was Sie an Liebe in Ihre Kleider hineinstecken, werden Sie an Freude zurückbekommen.

Kleine Sünden bestraft der liebe Gott sofort …

Und was passiert, wenn Sie das nicht tun? In Sachen Kleidung vom Pfad der Tugend abzuweichen, kann zur Hölle auf Erden werden – schleichend, aber um so unausweichlicher. Das kommt gar nicht so selten vor, ich höre solche Schicksale täglich. Natürlich können Sie das Thema Kleidung ignorieren und den Trotzkopf spielen: »Pah, es ist mir völlig egal, wie ich aussehe!« Wahrscheinlich wird nicht auf der Stelle etwas Schlimmes passieren. Vielleicht gehen zehn Jahre ins Land. Aber dann wachen Sie eines Morgens auf, und nichts paßt Ihnen mehr. Sie tun, als ob nichts wäre. Sie ignorieren tapfer den kneifenden Hosenbund ebenso wie die Tatsache, daß um sie her alle in aktuellen Schnitten und Farben herumlaufen, während Sie Ihre uralten Sachen auftragen. Ihr Faltenrock hat keine Falten mehr, aber, so beruhigen Sie sich, Falten sind sowieso längst out. Sie haben noch ein, zwei brauchbare Sachen im Schrank. Das muß genügen, denken Sie und hoffen, daß das Problem vielleicht von selbst verschwindet. Erst wenn der Leidensdruck groß genug ist – Sie müssen Ihren Chef zu einem Geschäftsessen begleiten, bei dem Sie einen potentiellen Kunden umgarnen sollen –, sehen Sie plötzlich klar: »Hilfe! Ich habe zehn Pfund zugenommen und nichts anzuziehen.« Dann drehen Sie durch: »Ich bin eine Niete! Ich sehe grauenhaft aus! Ich schaffe das nie! Am besten, ich rufe an und melde mich krank. Neiiin! Das geht nicht. Mein Chef bringt mich um. Er kündigt mir fristlos. Ich bin eine Versagerin! Ich bin dumm, unfähig und häßlich! Wie bin ich nur in diese Bredouille gekommen?« lamentieren Sie.

Es hilft alles nichts, Sie brauchen etwas Neues. Aber Sie haben seit Jahren kein Kaufhaus mehr von innen gesehen. Sobald Sie sich einer Modeboutique nur nähern, bekommen Sie Pickel (zumindest reden Sie sich das ein). Also schlüpfen Sie in Ihre treuen, alten, ausgebeulten Jogginghosen und gehen erstmal Squash spielen.

Sie schieben die Sache so lange auf, bis Ihnen nur noch eine knappe halbe Stunde zum Shoppen bleibt. Dann stürmen Sie in einen Laden, in dem dröhnend laute Musik spielt, wenden sich an die erstbeste Verkäuferin und folgen sklavisch ihrem Rat, obwohl Sie das Gefühl haben, daß sie Ihnen einfach nur auf die Schnelle ein Kostüm aufschwatzen will. Sie schwören sich, daß

Ihnen das nie wieder passieren wird. Sie begleiten Ihren Chef zu dem Geschäftsessen, in einem Kostüm, das einigermaßen aussieht, aber nicht gut. Die unmittelbare Katastrophe ist gebannt; Sie stehen das Essen mit dem potentiellen Kunden durch, aber Sie sind die ganze Zeit über unsicher, weil Sie dauernd an Ihr blödes Kostüm denken müssen. So, nun ist Ihnen schmerzhaft klar geworden, daß Sie auf dem Holzweg sind, und zwar schon ziemlich lange. Was tun Sie nun? Ziehen Sie etwa los und schaffen sich eine Garderobe an, die in jeder Lebenslage das Richtige für Sie bereit hält? Nein, Sie stecken fein wieder den Kopf in den Sand, bis die nächste Katastrophe kommt, und rennen wieder in letzter Sekunde los, um eine Notlösung zu finden – die wieder nichts taugen wird, denn Notlösungen sind nun mal Notlösungen.

Es gibt aber auch noch ganz andere Probleme. Ich kenne sie alle. Ihr Leben ändert sich. Sie lassen sich scheiden. Sie ziehen um, in ein anderes Land, in eine andere Klimazone, in der Sie mit Ihren Wollsachen nichts anfangen können. Sie wechseln den Job, und Ihre seriösen Businesskostüme passen nicht in das coole Ambiente des Hightech-Unternehmens, bei dem Sie anfangen. Oder Sie wachen eines Morgens auf, schauen in den Spiegel und fragen sich: »Wer ist das? Ich kenne die Dame nicht.«

Oder Sie tragen Ihre Sachen, bis sie auseinanderfallen. Ihre Lieblingsjeans sind an den Knien fast durchgescheuert. Die Hose, die Sie seit drei Monaten täglich tragen und wöchentlich zur Reinigung bringen, hat in der Gesäßzone einen Spiegel, der einem See im Mondlicht Konkurrenz macht. Das ist das sichere Zeichen, daß Sie die Beziehung zu Ihrer Garderobe vernachlässigt haben. Das rächt sich – wie jede Beziehung, die man über längere Zeit vernachlässigt: Eines Morgens wachen Sie auf, brauchen sie, und sie ist nicht mehr da.

Beten **hilft**!

Gibt es Hoffnung? Jede Menge! Wenn Sie nur Ihre Gewohnheiten ändern (ich sage Ihnen, welche Schritte dafür erforderlich sind), sehen Sie segensreichen Zeiten entgegen! Schon die kleine tägliche Übung, Ihre Kleidung in Ordnung zu halten, wird Ihnen gelohnt durch eine Garderobe, die Ihnen jederzeit zu Diensten ist. Aber es warten noch ganz andere Freuden auf Sie. Durch Kleider Ihre Persönlichkeit zum Ausdruck zu bringen, sich durch ein neues Outfit eine neue Identität zu geben, die verführerische Schönheit von Farben, Mustern und Stoffen zu erleben, all das kann pures Vergnügen sein. Die Mode ist eine Spielwiese, auf der man unendlich viel Spaß haben kann – man muß nur hingehen und mitspielen.

Es stimmt: Das Leben ist viel komplizierter geworden seit dem Sündenfall, aber ich behaupte, es ist viel besser geworden. Feigenblätter gibt es nicht in allen Farben des Regenbogens, und manche Leute brauchen nun mal alle Farben des Regenbogens in ihrem Schrank. Außerdem haben Feigenblätter den Nachteil, daß sie kratzig werden, sobald sie vertrocknen. Und dann fangen sie zu krümeln an. Stellen Sie sich vor, Sie sitzen bei einem edlen Dinner und Ihre Feigenblätter bröseln in die Suppe. Schöne Bescherung.

Heute haben Sie tausend Möglichkeiten zur Auswahl, wenn Sie das edle Dinner in einem eleganten Outfit genießen wollen – und alles ist besser als Feigenblätter. Damit Sie vor der riesigen Auswahl nicht kapitulieren, werde ich an Ihrer Seite bleiben. Ich werde die kleine Frau in Ihrem Ohr sein, wenn Sie shoppen gehen. Ich werde Sie führen, damit Sie die richtige Wahl für sich treffen. Ich werde am Morgen da sein, wenn Sie vor Ihrem Schrank stehen und überlegen, was Sie anziehen sollen. Ich werde Ihnen helfen, für das nächste Jahr zu planen, für Ihren nächsten Job, für Ihre nächste Hochzeit, die nächste Party, den nächsten Tag. Ich werde aus Ihrer Beziehung zu Kleidern die Falten herausbügeln.

Mit diesem Buch möchte ich das Thema Kleidung für Sie so leicht machen, daß Sie es vollkommen vergessen können. Sie werden sich in Ihren Kleidern so wohl fühlen, daß Sie sich kneifen müssen, um zu merken, ob Sie etwas anhaben oder nackt sind.

Die Zwölf Goldenen Regeln

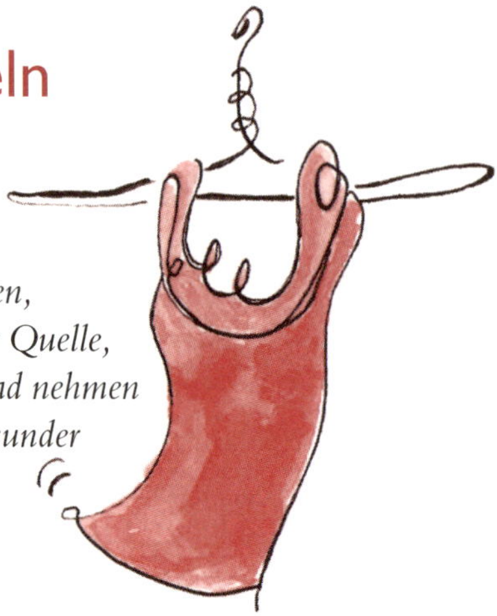

Diese Regeln werden Sie lieben, denn sie speisen sich aus einer Quelle, in der jede Frau täglich ein Bad nehmen sollte: Liebe, Wohlwollen, gesunder Menschenverstand.

ICH WEISS, ICH WEISS – Sie denken, das letzte, was Frauen brauchen, ist noch ein Katalog von Regeln, an die sie sich halten sollen. Ich gebe Ihnen recht, aber das hier ist eine Ausnahme. Dies sind Goldene Regeln – lernen Sie sie kennen, und Sie werden wünschen, Ihre Mutter hätte sie Ihnen schon früher beigebracht. Sie werden sie Ihren Töchtern, Nichten und jüngeren Freundinnen ans Herz legen.

Die Zwölf Goldenen Regeln gehen das Thema Kleidung von innen nach außen an. Sie sind anders als alle Regeln in Sachen Kleidung, die Sie bisher kannten – die herkömmlichen Regeln gehen allesamt davon aus, daß bei Ihnen etwas nicht stimmt, das korrigiert werden muß, und vermitteln Ihnen direkt oder indirekt das Gefühl, Ihr Körper sei nicht in Ordnung. Was hat man uns Frauen nicht alles gepredigt: »Immer lächeln!«, »Die Klügere gibt nach!«, »Denk an die anderen zuerst!«, »Sei nicht egoistisch!« – höchste Zeit, daß wir nach neuen Regeln leben!

Tapezieren Sie die Wände Ihrer Wohnung mit den Zwölf Goldenen Regeln. Schieben Sie sie in jede Hosentasche und in jede Handtasche, bis Sie sie verinnerlicht haben und ganz automatisch anwenden. Es sind die Regeln, die ich meinen Kundinnen zu vermitteln versuche, wenn ich mit ihnen System in ihren Kleiderschrank bringe oder wenn sie in der Umkleidekabine Sachen anprobieren. Sie helfen uns, den Blick aufs Ziel gerichtet zu halten: ihr Verhältnis zu Kleidern so entspannt, genußvoll, kreativ und erfolgreich wie möglich zu gestalten. Das gleiche Ziel will ich für Sie erreichen.

So, nun aber zu den Regeln. Sie werden Ihnen gefallen! Es sind die angenehmsten Regeln, die Sie sich denken können! Sogar, wenn Sie von Natur aus rebellisch sind und Vorschriften aller Art für Sie ein rotes Tuch sind – mit diesen Regeln werden Sie sich anfreunden. Es ist eine neue Art zu denken. Ich garantiere Ihnen ungeahnte Freuden und ein völlig neues Gefühl des Friedens mit sich selbst, sobald Sie beginnen, nach ihnen zu leben. Fangen wir an!

Die Zwölf Goldenen Regeln

1. Liebe, was du trägst, und trage, was du liebst.

Kleidungsstücke, die man nicht liebt, zieht man auch nicht an. Wenn man morgens in einen Pullover schlüpft, den man liebt, fängt der Tag schon gut an. So ein Pullover macht das Leben schön – Ihr Leben. Zieht man dagegen einen Pullover an, der einem gleichgültig oder sogar unangenehm ist – weil er kratzt; weil er ein Geschenk von einem Liebhaber ist, der Sie mit Ihrer angeblich besten Freundin betrogen hat; weil er ein Loch hat und Sie einfach nicht dazu kommen, es zu flicken; weil die Farbe ihre Leuchtkraft verloren hat –, kann einem das den ganzen Tag vermiesen. Seien Sie in Sachen Kleidung rigoros. Tragen Sie nur das, was Sie lieben, und verbannen Sie alles andere aus Ihrem Schrank.

2. **Größen sind unwichtig – auf das Gefühl kommt es an.**
Die Nummern auf den kleinen Etiketten sind bedeutungslos. Ihr Körper ist keine Zahl. Er ist eine Form. Kleiden Sie die Form, die Ihr Körper hier und heute hat. Kleiden Sie Ihren Körper, so wie er ist. Konfektionsgrößen dienen lediglich der Orientierung. Kaufen und tragen Sie Kleidungsstücke, die gut sitzen und in denen Sie sich wohl fühlen, ohne Rücksicht auf die Konfektionsgröße. Sie sind keine »36«, keine »42«, keine »48«. Sie sind eine phantastische Frau. Sie brauchen Kleider, in denen Sie phantastisch aussehen, nur darauf kommt es an.

3. **Trennen Sie sich von Kleidern, die Sie nie anziehen.**
Ihr Kleiderschrank muß eine Galerie von Preziosen sein. Alles andere hat darin nichts zu suchen. Wenn der Pullover von Ihrem treulosen Ex-Lover Ihnen auf die Stimmung schlägt, werfen Sie ihn weg. Wenn Sie noch Kleider aus der Schulzeit im Schrank haben, die in Ihrem gegenwärtigen Leben keine Funktion mehr haben, werfen Sie sie weg. Wenn in Ihrem Schrank seit drei Jahren ein Kleid hängt, an dem noch das Preisschild baumelt, weil Sie es noch kein einziges Mal getragen haben (aus gutem Grund – auch wenn Ihnen nicht klar ist, was genau dieser Grund ist), schreiben Sie es ab, und werfen Sie es weg. Trennen Sie sich von allem, was Sie nicht in Gebrauch haben und am liebsten täglich anziehen würden. Diese Dinge sind nur Ballast, der Ihre mentale Energie zerstreut und Ihren Enthusiasmus in Sachen Kleidung dämpft. Auch Kleider haben ein Verfallsdatum. Sie geraten aus der Mode, verlieren ihren Glanz oder gehen kaputt. Oder unser

Leben nimmt eine neue Wendung, und die alte Garderobe paßt nicht mehr dazu. Das ist der natürliche Gang der Dinge. Kein Grund, ein schlechtes Gewissen zu haben! Suchen Sie nicht länger nach Entschuldigungen für Kleidungsstücke, die ihr Verfallsdatum überschritten haben. Entfernen Sie sie aus Ihrem Schrank. Lassen Sie nur Ihre Lieblingssachen übrig. Ihr Kleiderschrank wird vielleicht leerer sein, aber Sie haben sich nur von all dem getrennt, was Ihnen nicht hilft, was nur Ihre Energie bremst und Sie vom Leben abhält.

4. Ihr Kleiderschrank ist ein Tempel, in dem Sie der hohen Kunst des Ankleidens frönen. Profane Dinge haben darin nichts zu suchen.

In Ihren Schrank gehören nur Kleidung und Accessoires. Alles andere muß raus. Ihre Kleidungsstücke brauchen Platz zum Atmen und eine freundliche Atmosphäre, damit sie Sie zu tollen Kombinationen inspirieren können – Kombinationen, auf die man nicht kommt, solange einem die Billiardqueues und die Angelausrüstung im Weg sind. Bringen Sie alles, was nicht in Ihren Tempel gehört, anderswo unter. Dinge wie die halbfertige Patchworkdecke, die Sie seit Jahren für Ihre Nichte nähen wollen, zerstreuen nur Ihre Gedanken. Halten Sie Ordnung in Ihrem Schrank. Die hektische Stunde am Morgen wird ruhiger und entspannter sein, wenn Sie Ihren Schrank öffnen und Ihre liebsten Kleidungsstücke wohl sortiert und überschaubar vor sich sehen.

5. Bringen Sie in Ihrem Kleiderschrank alles so unter, daß Sie es sehen können.

Wenn Sie Ihren Schmuck, Ihre Halstücher und Ihre T-Shirts nicht sehen können, werden Sie nicht danach greifen. Arrangieren Sie Ihre Sachen möglichst so, daß Sie auf einen Blick alles vor sich haben. Nur wenn Sie Ihre Möglichkeiten alle vor Augen haben, kann Ihre Kreativität sich entfalten und Sie auf neue, spannende Kombinationen bringen. Dafür ist kein Schrank mit ausgetüfteltem Innenleben nötig. Eine Kleiderstange für alles, was auf Bügeln hängen muß, und darüber ein Brett für Ihre Stricksachen, T-Shirts und Jeans ist tausendmal besser als ein Wirrwarr von über- und nebeneinander geschachtelten Fächern und mehreren Kleiderstangen. Ich weiß nicht, wie viele tausend Dollar Schubladen und Einlegeböden ich schon aus den Schränken meiner Kundinnen habe entfernen lassen, um sie durch dieses simple Prinzip zu ersetzen – eine Kleiderstange und ein Regalbrett darüber. Hier gilt einmal mehr der Satz: Weniger ist mehr.

6. **Heben Sie nichts für »besondere Gelegenheiten« auf.**

   Wozu warten? Die besondere Gelegenheit ist hier und heute. Trennen Sie aus Ihrem neuen Kostüm die Etiketten heraus, und ziehen Sie es an – fünf Tage hintereinander, wenn Ihnen danach ist. Das gute Stück will ausgeführt und bewundert werden. Das Leben ist zu kurz zum Warten. Verlieren Sie keine Zeit. Ziehen Sie Ihre schönsten Sachen an, und gehen Sie hinaus ins Leben.

7. **Beginnen Sie den Tag mit toller Unterwäsche.**

   Tun Sie's für sich selbst. Wenn Sie morgens beim Ankleiden Schicht für Schicht in schöne Sachen schlüpfen, feiern Sie Ihre Schönheit. *Alle* Schichten zählen, auch die, die Sie direkt auf der Haut tragen. Alles, was Sie anhaben, erinnert Sie daran, daß Sie eine wunderbare, schöne Frau sind – auch das, was keiner sieht. Exquisite Wäsche läßt exquisite Momente entstehen.

8. **Tragen Sie Sportkleidung nur zum Sport.**

   Auch wenn Sie noch so sexy darin aussehen, und auch wenn Sie nur eben beim Bäcker Brötchen holen wollen – Fitnesskleidung gehört ins Fitness-Studio und sonst nirgendwohin. Keine Ausnahmen. Ziehen Sie Straßenkleidung an, wenn Sie auf die Straße gehen. Das meine ich ernst! Auch das knackigste Hinterteil möchte ich nicht in Elasthan gehüllt vor meiner Nase haben, wenn ich in der Schlange vor dem Gemüsestand stehe.

9. Sie sind den vollen Preis wert.

Gehen Sie nicht in die Schnäppchen-Falle. Kaufen Sie nichts, nur weil es ein Sonderangebot ist. Sie sind den vollen Preis wert. Wenn Sie etwas anprobieren und es wie angegossen sitzt, nach fünftausend Euro aussieht und sich phantastisch anfühlt, dann greifen Sie zu. Wenn Sie etwas aus oben genannten Gründen kaufen, werden Sie es so oft und mit so viel Vergnügen tragen, daß sich die Kosten pro einmaligem Tragen auf Peanuts reduzieren, egal wieviel Sie dafür bezahlt haben. *Das* ist ein Jahrhundert-Schnäppchen.

10. Gehen Sie mit der Mode.

Bleiben Sie in Bewegung. Das Leben schreitet voran, die Monate und Jahre vergehen wie im Flug, und die Mode entwickelt sich pausenlos weiter. Lassen Sie sich nicht abhängen, verlieren Sie den Anschluß nicht. So manche Highschool-Schönheit behält ihre Make-up- und Kleidungsgewohnheiten aus der Zeit, in der sie die meisten Verehrer hatte, ein Leben lang bei. Damals mag sie vielleicht auf der Höhe der Zeit gewesen sein, aber irgendwann ist ihr die Mode davongelaufen. Halten Sie mit der Mode Schritt, sonst wirken Sie eines Tages verstaubt, veraltet, auf der Strecke geblieben, wie jemand, der aufgehört hat, sich um sich selber zu kümmern. Es ist das gleiche, wie wenn man seine Zahnpflege vernachlässigt. Ein paar Jahre lang merkt man nichts, aber dann hat man »plötzlich« die schlimmsten Zahnprobleme und horrende Zahnarztrechnungen. Wie Sie sich kleiden, springt anderen schneller ins Auge als der Zustand Ihrer Zähne. Wenn Sie in Sachen Kleidung den Anschluß verloren haben, sollten Sie sich sputen, wieder auf den Zug aufzuspringen. (Keine Bange. Ich werde Ihnen zeigen, wie Sie es schaffen.) Schieben Sie es nicht auf die lange Bank, packen Sie das Problem an.

11. **Keine falsche Bescheidenheit – genießen Sie Komplimente!**
    Ein Wort – »Danke!« – genügt, wenn jemand zu Ihnen sagt: »Sie sehen heute phantastisch aus!« Verkneifen Sie sich lange Erklärungen. Mit jedem weiteren Wort stellen Sie nur unnötig Ihr Licht unter den Scheffel. Mit einem schlichten »Danke!« honorieren Sie den guten Geschmack der Person, die Ihnen ein Kompliment macht. Ruinieren Sie die Situation nicht durch verwickelte Ausführungen über Second-Hand-Läden, Flohmärkte, Räumungsverkäufe etc. **Sie sehen phantastisch aus. Punkt.** Nehmen Sie das Kompliment an. Danke. Aus.
12. **Regeln sind dazu da, durchbrochen zu werden.**
    Das gilt für alle Regeln, nur für diese nicht!

Der Look, von dem Sie träumen

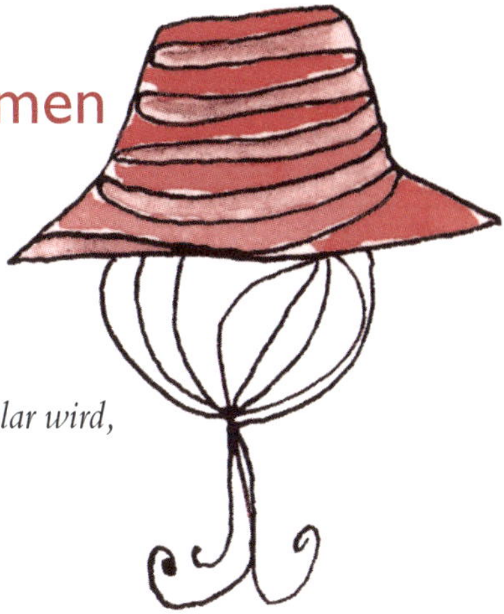

Manchmal ist es leichter herauszufinden, was man will, wenn man sich erst mal darüber klar wird, was man nicht will.

HERZLICHEN GLÜCKWUNSCH! Sie haben den ersten Schritt getan, Sie lesen dieses Buch! Ich bin begeistert! Es spielt keine Rolle, was Sie dazu veranlaßt hat, obwohl ich ich mir das eine oder andere denken kann. Lassen Sie mich raten. Sie waren bislang Studentin und kannten nichts als Jeans und T-Shirts; jetzt sind Sie eine berufstätige Frau und wollen wissen, wie Ihr neuer Dresscode aussieht? Oder Sie sind gerade aus dem Berufsleben ausgeschieden – bis vor kurzem waren Sie eine Topmanagerin mit Sechzehnstundentag; Ihr Schrank quillt von Businesskostümen über, und Sie stehen morgens davor und wissen nicht, was Sie anziehen sollen? Oder sind Sie neulich morgens aufgewacht und hatten das seltsame Gefühl, Ihre Kleider gehörten jemand anderem? Oder Ihr Kind ist gerade eingeschult worden; Sie schauen zum ersten Mal seit Jahren wieder in den Spiegel; Sie sehen eine Vollzeitmutter in praktischen, pflegeleichten, schmutzabweisenden, stinklangweiligen Sachen – und wollen endlich mal wieder wie eine Frau aussehen? Vielleicht haben Sie einen Verlust zu verschmerzen – der Job, der Mann, das Kind ist weg, ein Traum ist geplatzt, Ihre blonden Haare sind grau geworden, Ihre Power ist futsch –, und Sie wünschen sich etwas, das Ihnen neuen Mut und frische Lebensenergie gibt?

Oft muß man erst ganz unten ankommen, bevor es wieder aufwärts geht. (HILFE – ich habe NICHTS anzuziehen!!) Das ist kein Drama. Enttäuschung und Verzweiflung sind der beste Ausgangspunkt für die Wende zu etwas Neuem. Ich möchte alles hören, was bei Ihnen im Argen liegt, denn das wird uns den Weg weisen zu der Richtung, in der Sie Ihr Glück finden werden. Bevor Sie an die Erneuerung Ihres Äußeren gehen können, müssen Sie erst einmal lauschen, was in Ihrem Inneren los ist. Das Abenteuer des Ankleidens beginnt unter der Haut, nicht auf der Haut. Ich möchte Sie dort abholen, wo Sie sind – bei Ihrem neu erwachenden Selbstbewußtsein, Ihrem Optimismus, Ihrer Kreativität, Ihrer Sensibilität. Wir brauchen eine topaktuelle Bestandsaufnahme. Dafür müssen Sie sich die ganz großen Fragen stellen: Wer bin ich, und wie will ich mich kleiden?

Vielleicht haben Sie den Anschluß an den Hochgeschwindigkeitszug der Mode verloren. Wenn Sie ein Magazin durchblättern, fühlen Sie sich, als kämen Sie von einem anderen Stern. Die Schnitte wirken befremdlich, die neuen Stoffe sind Ihnen völlig unbekannt. Horror! Am liebsten würden Sie aufgeben, bevor Sie überhaupt angefangen haben.

Kommt nicht in Frage, meine Liebe! Nur keine kalten Füße kriegen. Wir schaffen das. Es ist nicht ganz so leicht wie nach einer mehrjährigen Pause wieder aufs Fahrrad zu steigen und loszuradeln. Es ist eher wie nach langer Zeit mal wieder ein Buch in die Hand zu nehmen – lesen, über das Gelesene nachdenken, sich inspirieren lassen, das Vergnügen an Literatur wiederentdecken. Die Lektüre wird Ihnen gefallen. Das Buch handelt von der ersten bis zur letzten Seite nur von einer Person – von Ihnen. Sie sind die Heldin, und die Geschichte ist folgende: Sie sind dazu da, sich selbst zu lieben. Kleider sind das Handwerkszeug dafür.

Machen Sie eine Reise mit dem **Traumschiff.**

Hereinspaziert! Bitte kommen Sie an Bord. Lassen Sie sich von Ihren Träumen leiten, um ins Hier und Jetzt zu kommen, Ihren Platz zu finden und ganz Sie selbst zu werden. Vielleicht sogar ein neues Selbst zu finden. Wir werden jeden Bereich Ihres Lebens unter dem Aspekt Kleidung durchleuchten. Die Stationen unserer Reise sind die Orte, an denen Sie sich in Kleidern aufhalten, also beispielsweise:

im Fitness-Studio • im Büro • bei Ihrer Kundenpräsentation • auf Ihrer Party • in Ihrer Vorstandssitzung • bei Ihrem ehrenamtlichen Einsatz im Kindergarten • beim Candlelight-Dinner mit Ihrem Liebsten • bei Ihrer Vorlesung • in Ihrer gemütlichen Leseecke daheim

Alles gehört dazu. Alle Situationen Ihres Alltags. Vielleicht denken Sie jetzt: Ich bin nur Hausfrau und Mutter, ich fahre den ganzen Tag nur meine Kinder spazieren. Ich muß nicht todschick sein, ich will bloß nicht wie eine Vogelscheuche aussehen. Stop! Es gibt kein »Nur« oder »Bloß«. Sie sind eine Frau. Sie tragen Kleider. Es geht um Sie. Sie sind wichtig, Sie sind wertvoll, Sie sind unentbehrlich. Ich möchte, daß Sie in Ihren Kleidern glücklich sind. Das verstehe ich unter einem ganzheitlichen Ansatz.

Ein altes **Hausmittel** gegen kalte Füße

Bekommen Sie kalte Füße bei dem Gedanken, wohin die Reise gehen könnte? Kein Problem. Es gibt etwas ganz Konkretes, das Sie sofort in Angriff nehmen können, um wieder relaxed zu werden. Sie können Ihren Kleiderschrank ausmisten. Das ist das beste, was Sie im Augenblick tun können. Ehe wir neuen Wind in Ihre Garderobe bringen, ist es Zeit, den Staub hinauszufegen. Es ist unmöglich, System in einen Kleiderschrank zu bringen, der vollgestopft ist mit Sachen, die Ihnen nicht passen, die Sie nicht mögen, die alt und verstaubt sind oder in denen Sie sich vorkommen wie im falschen Film. Erst ist eine Entschlackungskur angesagt. Trennen Sie sich von altem Plunder, von schlechten Erinnerungen – trennen Sie sich auch von guten Erinnerungen, wenn die Kleidungsstücke, an denen sie hängen, nicht mehr zu Ihrem gegenwärtigen Leben passen.

Verbannen Sie alles aus dem Schrank, was nicht zum Anziehen ist. Ihr Schrank soll wie eine saubere, ordentliche, erstklassig sortierte Speisekammer aussehen, aus der Sie mit wenigen Handgriffen sämtliche Zutaten herausholen können, um ein kulinarisches Highlight zu zaubern. Der improvisationsfreudigste Koch steht auf verlorenem Posten, wenn er aus tausend Tüten, Dosen und Packungen erst heraussuchen muß, was überhaupt noch zum Verzehr geeignet ist.

Es ist gar nicht so leicht, einen Schrank auszumisten. Ich kenne das Spiel. Sie holen ein Kleid heraus, das Sie vor sieben Jahren auf einer Hochzeit getragen haben. Auf dieser Hochzeit haben Sie einen ziemlich attraktiven Mann kennengelernt, mit dem Sie danach ein paarmal ausgegangen sind. Sie wissen noch genau, wo Sie das Kleid gekauft haben und was Ihnen durch den Kopf ging, als Sie an der Kasse standen, um es zu bezahlen. Und jetzt denken Sie an den tollen Mann und an die netten Abende mit ihm, an das Fleetwood-Mac-Konzert – war das nicht großartig? –, ach ja, und das Fleur de Lys, was für ein phantastisches Restaurant, und im Nu sind zwei Stunden vergangen, und Sie sind immer noch bei den Geschichten, die sich um dieses eine Kleid ranken.

Ich sage Ihnen, was zu tun ist. Sie müssen skrupellos sein. Das einzige, was Ihnen helfen wird, sich zu konzentrieren, ist die Vision des Zustandes, den Sie durch das Ausmisten erreichen – einen Schrank, in dem nur erstklassige Kleidungsstücke wohnen, lauter beste Freundinnen, die alle betteln »Zieh mich an!«, »Nein, zieh mich an!« und die allesamt, so wie sie da hängen, perfekt zum Ausgehen sind. Packen Sie die »Sorgenkinder« weg, in eine Schachtel oder einen alten Koffer, aber schaffen Sie sie außer Sichtweite, damit Sie sich auf Ihr Ziel konzentrieren können – Ihren Kleiderschrank in einen Tempel zu verwandeln. Ich weiß, daß das keine leichte Aufgabe ist. Ich habe es selber hinter mir, alle meine Kundinnen haben es hinter sich. Aber es führt kein Weg daran vorbei, auch Sie müssen da durch. Alles, was Sie nicht oder nicht mehr nutzen, muß raus.

Manches läßt sich ohne Probleme recyceln. Ein Kleid, in dem Sie nicht mehr vor die Tür gehen wollen, das Sie aber immer noch heiß und innig lieben, können Sie zum Hauskleid oder Nachthemd umfunktionieren. In die einst so schicke Samthose, die unwiederbringlich verschlissen ist, aber nach wie vor einen festen Platz in Ihrem Herzen hat, können Sie schlüpfen, wenn Sie sich abends mit dem neuesten Roman in Ihren Lesesessel kuscheln.

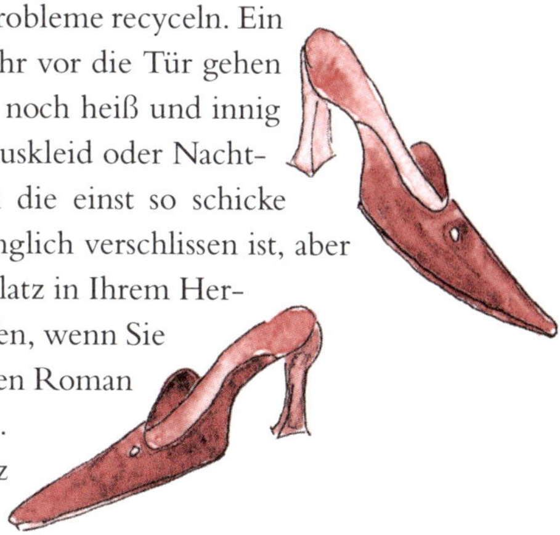

Bringen Sie Transparenz in Ihren Schrank. Hängen

Sie alles in der gleichen Richtung auf – Kleiderbügel und Kleider. Dann werden die Momente, in denen Sie den Schrank öffnen, kleine Inseln der Ruhe in Ihrem hektischen Leben sein.

Der **Look**, von dem Sie **träumen**

Wenn Sie jetzt vor Ihrem Schrank stehen und die letzten drei Teile betrachten, die nach Ihrem skrupellosen Einsatz noch übrig sind (kleiner Scherz!), sollten Sie einen Augenblick lang träumen. Schließen Sie die Augen, und versuchen Sie sich Ihren Traumlook vorzustellen. Wie müßte die Garderobe beschaffen sein, die in diesem Tempel auf Sie wartet, jederzeit bereit, Ihr wunderbares Ich zu schmücken? Manchmal liegt der Traumlook so nah an der Oberfläche, daß man nur ein paar Fragen zu stellen braucht, schon sprudeln die Bilder und Worte heraus. Falls bei Ihnen die Quelle etwas tiefer liegt, gibt es ein paar Tricks, um sie zum Sprudeln zu bringen. Ganz egal, ob die Inspiration schon da ist oder noch ein wenig stimuliert werden muß – die Entdeckung Ihres Traumlooks macht Spaß und bringt Ihnen jede Menge wichtige Erkenntnisse. Folgen Sie mir, ich zeige Ihnen den Weg.

Zunächst brauchen Sie ein möglichst klares Bild davon, was Sie eigentlich wollen. Eine Möglichkeit, das herauszufinden, ist das Schreiben. Die einzige Anweisung, die Sie befolgen müssen, lautet: Nehmen Sie einen Stift zur Hand und schreiben Sie. Notieren Sie alles, was Ihnen zum Thema Kleidung in den Sinn kommt. Beginnen Sie mit »Ich will«, und schreiben Sie einfach drauflos. Halten Sie alles fest, was Ihnen einfällt. Wenn Ihnen nichts mehr einfällt, schreiben Sie trotzdem weiter. Fangen Sie noch mal mit »Ich will« an, und schreiben Sie weiter. Dann nehmen Sie ein neues Blatt und fangen noch mal von vorne an. Diesmal beginnen Sie mit »Ich liebe« und schreiben, schreiben, schreiben wieder, bis Sie nicht mehr können. Dann nehmen Sie ein drittes Blatt und fangen mit »Ich brauche« an. Schreiben Sie, bis Ihnen die Finger weh tun, bis Ihr Kopf leer ist, bis das Blatt vollgekritzelt ist.

Vielleicht kommen Ihnen Dinge wie die folgenden in den Sinn:

- Ich will nicht mehr ständig grübeln, was ich anziehen soll.
- Ich will für alle Aktivitäten in meinem Leben die passenden Kleider im Schrank haben.
- Ich will mit meinen Kleidern meine Individualität zum Ausdruck bringen.
- Ich liebe Lila. Ohne Lila kann ich nicht leben.
- Ich liebe glänzende Stoffe. Ich will fünf Blusen aus glänzenden Stoffen haben.
- Ich brauche etwas für den Betriebsausflug.
- Ich will in der Arbeit tougher aussehen.
- Ich brauche mehr Varianten fürs Büro, damit ich nicht jeden Tag das gleiche anhabe.

Haben Sie die Grundidee verstanden? Schreiben, schreiben, schreiben! Finden Sie heraus, was in Ihnen steckt. Seien Sie furchtlos. Sie sind dabei, wertvolle Informationen zu sammeln. Um das zu erreichen, was Sie wollen, ist es unabdingbar, daß Sie so genau wie möglich wissen, was Sie wollen.

Die »**Traumlook**«-Mappe

Gut, Sie haben bereits ein paar Blätter vollgeschrieben, und es werden noch weitere hinzukommen, deshalb möchte ich, daß Sie sich ein Ringbuch oder einen Ordner kaufen, in dem Sie all diese Informationen abheften, die Sie über Ihre aktuellen Wünsche, Vorlieben und Bedürfnisse zusammentragen. Das ist der Grundstock zu Ihrer »Traumlook-Mappe«. Sie werden diese Mappe oft zur Hand nehmen, also kaufen Sie sich etwas Stabiles, Hübsches, das Sie gern anfassen.

Manchmal ist es leichter, herauszufinden, was man will, wenn man sich erstmal darüber klar wird, was man nicht will. Dafür eignet sich die »Was will ich vermeiden/Was will ich erreichen«-Übung. Mit dieser Übung können Sie außerdem kurz und bequem orten, wo Sie stehen und wohin Sie gehen wollen. Es geht ganz simpel. Nehmen Sie ein Blatt Papier. Unterteilen Sie es in zwei Spalten. Schreiben Sie auf die linke Seite »Ich will vermeiden«, und listen Sie darunter alle Dinge auf, von denen Sie die Nase voll haben. »Ich will nie wieder ratlos vor dem Kleiderschrank stehen, wenn jemand mich eingeladen hat, mit ihm auszugehen« oder »Ich will das Chaos in meinem Schrank vermeiden, in dem Dinge einfach verschwinden wie in einem Bermuda-Dreieck.« Dann schreiben Sie in die rechte Spalte oben »Ich will erreichen« und listen darunter alles auf, was die Erfüllung Ihrer Wünsche wäre. »Ich will einen Kleiderschrank, in dem für alles, was ich tue, das passende Outfit bereit liegt« oder »Ich will nur noch Kleider haben, in denen ich mich superwohl fühle« oder »Ich will, daß sich in meinen Kleidern meine Lebensfreude widerspiegelt«. Auch hier gilt: Seien Sie furchtlos. Schreiben Sie ungeniert und unzensiert alles auf, was Sie auf dem Herzen haben. Das Erstaunliche ist nämlich: Sobald Sie es niederschreiben, gibt es eine reelle Chance, daß es Wirklichkeit wird – und diese Chance ist größer, als Sie denken. Normalerweise behalten wir solche Dinge für uns. Aber das Leben ist zu kurz, um auf die Erkenntnis darüber, wer wir sind und was wir wollen, zu verzichten. Bringen Sie alles, was Ihnen in den Sinn kommt, in diesen Spalten unter, bis nichts mehr übrig ist.

Ein weiterer Trick ist die »Früher/Zukünftig«-Übung. Mit ihrer Hilfe können Sie erstens dingfest machen, was bei Ihnen im argen liegt. Zweitens ist der »Zukünftig«-Teil eine gedankliche Vorbereitung auf neue Verhaltensweisen und Gewohnheiten. Vertrauen Sie dem, was beim Schreiben herauskommt. Vielleicht erleben Sie Überraschungen. Damit Sie sich vorstellen können, in welche Richtung diese Übung zielt, hier ein paar Beispiele:

- Früher habe ich immer alles gleich dreifach gekauft, wenn mir mal etwas gepaßt hat. Zukünftig kaufe ich nur noch ein Exemplar, denn die Erfahrung hat gezeigt, daß ich sowieso nur eines anziehe.
- Früher bin ich im Jogginganzug einkaufen gegangen, zukünftig werde ich etwas Hübsches anziehen, wenn ich zum Markt gehe.

Wenn Sie eher ein optischer Typ sind, gefällt Ihnen sicher die folgende Übung. Nehmen Sie sich zu Beginn jeder Saison einen Stapel Zeitschriften (es müssen nicht ausschließlich Modezeitschriften sein) oder Versandhauskataloge, und suchen Sie »Ihre« Bilder. Schneiden Sie alles aus, was Ihnen gefällt oder Sie auf irgendeine Weise anspricht. Das können Modefotos sein oder einfach nur eine schöne Farbkombination. Oder es können einzelne Worte sein, die ausdrücken, hinter was Sie her sind – sexy, sinnlich, edel, elegant, verspielt, trendy, souverän. Was ist der Grundton des Stils, den Sie in diesem Sommer oder in diesem Winter verkörpern wollen? Suchen Sie »Ihre« Wörter. Sie werden Ihnen als Kompaß dienen. Und wieder gilt: Seien Sie furchtlos!

Ein anderer schöner Trick ist die »Neid-Übung«. Schreiben Sie auf, was Sie an anderen beneiden. Eigentlich soll man nicht neidisch sein, ich weiß; aber manchmal sind wir es trotzdem. Machen Sie sich bewußt, worum Sie diese oder jene Frau beneiden, und schreiben Sie es auf. Ich beneide zum Beispiel meine Freundin Sue darum, daß sie in jeder Lebenslage perfekt angezogen ist. Ich beneide Amy um ihre Armbandsammlung. Ich beneide Linda um ihren Mut beim Kombinieren von Farben. Fassen Sie Ihren Neid in Worte, dann können Sie aus der Not eine Tugend machen und das, worum Sie die anderen beneiden, für sich selber nutzbar machen.

Wenn Sie mit dem Gedanken spielen, etwas Neues auszuprobieren, aber sich noch nicht recht trauen, sehen Sie sich um; schauen Sie, was die anderen machen. Plötzlich werden Ihnen Frauen auffallen, die genau die Art von Halsketten tragen, mit der sie geliebäugelt haben. Vielleicht war das der Kick, den Sie gebraucht haben, um Ihre Idee in die Tat umzusetzen.

Fangen Sie schon an, sich alle möglichen Aktionen vorzunehmen? Sehr gut. Machen Sie eine Liste. Teilen Sie größere Aktionen in mehrere kleine Schritte auf. Sortieren Sie die einzelnen Schritte nach dem erforderlichen Zeitaufwand. Manche Dinge lassen sich in einer Viertelstunde erledigen (zum Beispiel einige der Aufschreib-Übungen), für andere müssen Sie zwei, drei Stunden veranschlagen (das Durchblättern der Zeitschriften) oder einen ganzen Nachmittag (Ihren Kleiderschrank ausmisten).

Jetzt sehen Sie sich all Ihre Notizen an, und werten Sie sie aus. Machen Sie sich klar, welche Wünsche und Bedürfnisse Sie haben, wie Ihr Geschmack aussieht. Stellen Sie eine Top-10-Liste oder eine Top-20-Liste auf. Streichen Sie die Wunschverben durch (ich hätte gern, ich wünsche mir, ich fände es toll ...), setzen Sie Ihre Statements in die Gegenwartsform, und schleifen Sie sie, bis nur noch lauter zwingende Merksätze übrig sind. Hören Sie erst auf, wenn nur noch unumstößliche Aussagen dastehen. Sie werden Ihnen auf unserer Reise als Kompaß dienen, mit ihrer Hilfe werden Sie Ihr Ziel – die ideale Garderobe – erreichen.

- Ich drücke mit meiner Kleidung meine Individualität aus.
- Ich liebe Blusen aus glänzenden Stoffen und habe davon fünf Stück im Schrank.
- Ich habe eine erstklassige Garderobe fürs Büro.

Heften Sie sämtliche Notizen, Statements und Listen in Ihre »Traumlook-Mappe«. Wiederholen Sie die ganze Aktion regelmäßig zu Beginn einer neuen Saison oder eines neuen Jahres. Dann sind Sie sich immer über Ihre aktuellen Ziele klar und können Ihre Fortschritte verfolgen. Nehmen Sie Ihre Traumlook-Mappe in den folgenden Wochen, Monaten und Jahren immer wieder vor, versenken Sie sich in Ihre Visionen und aktualisieren Sie die Bilder. Auf diese Weise werden Sie immer auf dem laufenden sein.

Einen **Augenblick** innehalten

Wann immer Sie merken, daß Sie den Impuls haben, in alte Gewohnheiten zurückzuverfallen, holen Sie Ihre Notizen zur »Was will ich vermeiden/Was will ich erreichen«-Übung heraus und lesen Sie sie noch mal durch. Wenn Sie alles schwarz auf weiß auf Papier stehen haben, kann es Ihnen als Gedächtnisstütze dienen. »Hoppla, wo bin ich denn schon wieder? *Dorthin* wollte ich!« Stellen Sie sich die Frage: »Was kann ich heute tun, um meinem Ziel näher zu kommen?« Wenn Sie notiert haben, daß Sie einen ordentlichen Kleiderschrank erreichen wollen, in dem Sie alles mit einem Blick erfassen können, lautet Ihre Antwort vielleicht: »Ich könnte heute meine Sommersachen wegpacken. Dann macht es mehr Spaß, den Schrank zu öffnen, weil ich nur noch die Sachen vor mir habe, die ich in dieser Saison auch anziehe.«

Denken Sie daran, auch solche Lebensbereiche in Ihre Überlegungen einzubeziehen, in denen Sie keine Zuschauer haben. Das könnten ganz zentrale Bereiche Ihres Lebens sein, ohne daß es Ihnen bewußt ist. Bei Louise, der Schriftstellerin, war es zum Beispiel die Zeit, die sie am Schreibtisch zubringt. Als ich sie fragte: »Was ziehen Sie eigentlich zum Schreiben an?«, stellte sich heraus, daß sie darüber noch nie nachgedacht hatte. Sie sitzt täglich mehrere Stunden in ihrem Arbeitszimmer am Schreibtisch. Trotzdem war ihr noch nie die Idee gekommen, diese Stunden wichtig genug zu nehmen, um sich dafür »passend« anzuziehen – in Kleider, die ihrem Wohlgefühl und damit ihrer Kreativität zuträglich sind. Es war nicht weiter schwierig. Sie machte sich klar, welche Sachen sie beim Schreiben am liebsten anhat. Angenehme Farben. Bequeme Stoffe. Schnitte, die sie nicht einengen, wenn sie mal am Computer, mal auf dem Sofa und mal am Fußboden sitzt.

Sie kaufte sich »edle« Jogginghosen, die ebenso bequem, aber deutlich attraktiver waren als die, in denen sie joggt; dazu eine weiche Kapuzenjacke mit Reißverschluß, die sie schön warm hält, und ein Paar Clogs, in die sie bequem reinschlüpfen kann. Wenn sie heute kurz vor Ladenschluß noch schnell etwas einkaufen muß, braucht sie sich nicht mehr umzuziehen, sondern kann so loslaufen, wie sie ist, denn sie sieht leger, aber gut angezogen aus. Machen Sie es wie Louise. Gehen Sie jeden Winkel und jede Nische Ihres Alltags durch, und überlegen Sie, bei welchen Tätigkeiten welche Kleidung Ihr Wohlbefinden steigern kann.

Schritt für Schritt zu einer **inspirierten** Garderobe

Hört sich das alles für Sie zu aufwendig an? Zugegeben, es dauert seine Zeit, zu einer inspirierten Garderobe zu kommen. Aber Sie sollten sich diese Zeit gönnen. Eine ganze Wohnung läßt sich auch nicht innerhalb einer Stunde renovieren. Ebensowenig werden Sie binnen einer Stunde Ihrem persönlichen Kleidungsstil auf die Spur kommen. Gehen Sie die Sache wie ein Projekt an. Nehmen sie sich die Zeit, es ist eine Investition in Ihre Persönlichkeit. Richten Sie den Blick auf Ihr Ziel – eine Garderobe, die in allen Lebensbereichen funktioniert. Machen Sie sich klar, welche Schritte Sie tun müssen, um dieses Ziel zu erreichen. Und dann schreiten Sie zur Tat. Jeder Schritt, und sei er noch so klein, hält Sie in Bewegung und bringt Sie dem, was Sie ersehnen, näher. Sie werden es erleben: Der Aufwand lohnt sich.

Wie kommt man zu einer inspirierten Garderobe? Am einfachsten geht man die Sache an, indem man sich zunächst auf eine Saison beschränkt. Entfernen Sie alle Kleidungsstücke aus Ihrem Schrank, die nicht zur aktuellen Saison gehören. Nehmen Sie nicht gleich Ihre gesamte Garderobe in Angriff – es sei denn, Sie platzen vor Tatendrang und neuen Ideen. Wenn Sie dieses Projekt also im Winter beginnen, arbeiten Sie Ihre Liste ab – aussortieren, wegwerfen, shoppen, Outfits zusammenstellen –, aber konzentrieren Sie sich dabei ausschließlich auf Ihre Wintersachen. Legen Sie die Frühjahrs- und Sommerkleider zur Seite, bis es draußen wieder wärmer wird. Das erleichtert die Sache ungemein. Denken Sie daran, auch Ihre Ausgaben auf die aktuelle Saison zu beschränken. Wenn Sie Ihr ganzes Jahresbudget am 15. August beim Sommerschlußverkauf auf den Kopf hauen für lauter hübsche Kleider, die Sie am 15. September wegpacken, werden Sie im Herbst frieren!

Ein Tip zum Schluß: Wenn meine Freundin Persia, eine Visagistin, ihr Outfit erneuern will, greift sie zu ihrem »Promi-Trick«. Sie sagt: »Mein Promi-Trick hat mir noch jedesmal auf die Sprünge geholfen, wenn ich herausfinden wollte, wie bei mir der Hase läuft. Er geht so: Ich blättere die neuesten Hochglanzmagazine durch und sehe mir Prominente an, also Schauspielerinnen, Sängerinnen, Filmstars, lauter Frauen, die von Berufs wegen im Scheinwerferlicht stehen. Ich schaue, wer in etwa meine Figur, meine Haarfarbe, meinen Teint hat, und nehme mir die betreffenden Damen als Vorbilder. Wie stellen sie es an, mit ihren Pfunden zu wuchern? Sobald ich einen Look finde, der mir wirklich gefällt, kopiere ich ihn einfach. Das kann eine Kombination von Farben sein oder ein bestimmter Schuh zu einem bestimmten Rockschnitt oder eine besondere Art, Schals zu tragen oder eine Nagellackfarbe. Ich öffne meinen Schrank oder gehe in ein Geschäft und stelle diesen Look zusammen. Ich imitiere jemanden, der eine Menge Geld dafür ausgegeben hat, toll auszusehen.«

Wenn Sie Ihre Konzentration auf Ihre wirklichen Vorlieben, Wünsche und Bedürfnisse gelenkt haben, bevor Sie losziehen, um sich etwas Neues zu kaufen, werden Sie erfahren, welche phantastische Befriedigung Ihnen ein einziges fabelhaftes Kleidungsstück schenken kann, das Sie **immer und immer wieder anziehen**, weil Sie es **lieben!** Hört sich das nicht viel verlockender an, als Unmengen von Kleidern zu besitzen, die Sie nie tragen, weil Sie nicht glücklich mit ihnen sind?

Ich will, daß Sie glücklich sind!

Nicht jeder Blickfang ist gewollt

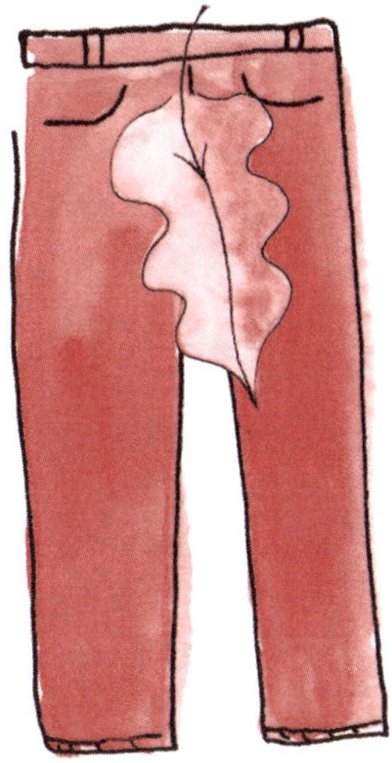

Was Ihren Mitmenschen als erstes ins Auge springt, sobald Sie das Haus verlassen, sind die verteufelten Kleinigkeiten, die Sie vor dem Spiegel übersehen haben.

Ich sitze in einem Kosmetikstudio und lasse mir die Fingernägel maniküren. Die Tür geht auf, und eine Frau kommt herein. Sie trägt eine knallenge weiße Hose, durch die man ihre Gänsehautpickel zählen könnte, wenn es draußen kalt wäre. Als sie sich umdreht, um sich einen Nagellack für ihre Fußnägel auszusuchen, starre ich unwillkürlich auf ihr Hinterteil. Ich suche eine Antwort auf meine brennende Frage (jede Wette – diese Frage hätten Sie sich auch gestellt): Hat sie was drunter, oder hat sie nichts drunter?

Ich unterhalte mich mit einer Fernsehproduzentin, deren Jackenärmel so lang sind, daß nur die Fingerspitzen herausschauen. Wieder plagt mich eine brennende Frage: Wenn sie aus der Mittagspause kommt, kann man dann an ihren Jackenärmeln ablesen, was es heute in der Kantine gab? Die Dinger müssen ihr doch in den Teller hängen! Ist der Effekt von ihr beabsichtigt? Oder weiß sie womöglich gar nicht, daß ihre überlangen Ärmel meine Aufmerksamkeit (und nicht nur meine) auf sich ziehen und ganz unnötig auch auf ihre breiten Hüften lenken?

Im Parkhaus steigt eine blonde Frau aus ihrem Wagen und geht vor mir zum Aufzug. Sie trägt eine Jeans, deren rückwärtige Naht fast in ihrer Pofalte verschwindet. Ist das nicht unbequem? Wird sie noch einmal diskret nach hinten greifen und die Sache zurechtzupfen, bevor sie den Aufzug betritt?

Solche Szenen sind mir aus beiden Perspektiven vertraut – aus der Beobachter- wie aus der Sünderperspektive –, nun ja, die Szene mit der weißen Hose nicht unbedingt. Ich fühle mich in weißen Hosen nur wohl, wenn ich etwas darunter trage, das diese Hat-sie-oder-hat-sie-nicht-Zone blickdicht verhüllt. Ich will Ihnen sagen, weshalb ich Ihnen diese Geschichten erzähle. Was Ihren Mitmenschen als erstes ins Auge springt, sobald Sie das Haus verlassen, sind die verteufelten Kleinigkeiten, die Sie vor dem Spiegel übersehen haben.

Schluß mit dem **Getuschel hinter Ihrem Rücken**

In der Arbeit mit meinen Kundinnen achte ich auf jedes Detail. Wenn an einem Outfit alles stimmt, nimmt man die Frau selbst wahr – »Was für eine tolle Frau!« –, nicht ihre Kleider. Führen Sie sich einmal vor Augen, wie vielen Menschen Sie im Lauf eines Tages begegnen. Ihr Publikum sind vielleicht die Leute, die in der Schlange beim Bäcker hinter Ihnen stehen, oder die Empfangssekretärin einer Firma, von der Sie etwas brauchen, oder der Geschäftsführer des Unternehmens, bei dem Sie angestellt sind, oder Ihre Mitarbeiter, deren Vorgesetzte Sie sind, oder der Kollege in der Teeküche, der Sie neugierig taxiert, oder Ihre Kinder bei der Aufführung des Schülertheaters oder die Eltern der Mitschüler Ihrer Kinder, die ebenfalls zu der Aufführung gekommen sind. Ich möchte, daß niemand von all diesen Leuten

Ihnen einen diskreten Hinweis ins Ohr raunt, weil an Ihrem Outfit irgendeine verflixte Kleinigkeit nicht stimmt, die vermeidbar gewesen wäre. Ich möchte, daß die Leute Ihre Schönheit, Ihre Intelligenz und Ihre Kompetenz wahrnehmen, sonst nichts.

Natürlich kann es jedem mal passieren, mit einem Stück Toilettenpapier am Absatz aus der Toilette herauszumarschieren. Gegen solche Fauxpas ist keiner gefeit. Aber ich möchte Ihren Blick für die vermeidbaren Fauxpas schärfen. Was können Sie alles tun, bevor Sie aus der Tür treten, damit niemand über ein störendes kleines Detail an Ihrer Erscheinung stolpert? Sehen wir uns Ihre Erscheinung einmal gemeinsam an.

Stellen Sie sich vor einen mannshohen Spiegel. Sollten Sie keinen mannshohen Spiegel besitzen, lassen Sie alles stehen und liegen, und gehen Sie jetzt sofort einen kaufen! Sorgen Sie dafür, daß spätestens Ende der Woche ein mannshoher Spiegel in Ihrem Schlafzimmer hängt. Denn eines kann ich Ihnen versprechen: Wenn Ihnen etwas auffällt, egal was, fällt es anderen auch auf. Ich stand schon mit Kundinnen vor ihrem Kleiderschrank, die mir einzureden versuchten, sie bräuchten einen Rock lediglich verkehrt herum anziehen, dann wäre die blasse Stelle nicht mehr zu sehen, die ein Fleckenmittel auf dem Stoff hinterlassen hat. Der Mensch sieht dreidimensional. Ihre Mitmenschen nehmen Sie nicht als flaches Bild wahr wie ein Foto. Ihre Mitmenschen sehen alles. Wenn sich also ein kleiner Störfaktor nicht beheben läßt, entfernen Sie das betreffende Kleidungsstück aus Ihrem Schrank, damit Sie nicht wieder in Versuchung geraten, es anzuziehen.

Wie sieht beim Blick in den Spiegel Ihr Busen aus? Tragen Sie ein Oberteil aus Strick? Wenn ja, gehen Sie ein paar Schritte, und beobachten Sie Ihren Oberkörper. Wackelt Ihr Busen? Kann man das Spitzenmuster des BHs durch die Maschen erkennen? Sind

Ihre Brustwarzen auszumachen? Wenn Sie vorhaben, in diesem Outfit zur Arbeit zu gehen, ist sicher das letzte, worauf Sie die Aufmerksamkeit der Leute lenken wollen, Ihr Busen. Unter einem Stricktop tragen Sie am besten einen glatten BH, dann schmeichelt der Strick dem Körper. Manche BHs haben einen gefütterten Cup, der verhindert, daß sich Ihre Brustwarzen abzeichnen. Im Notfall hilft auch der Pflastertrick: Kleben Sie einfach Heftpflaster darüber. Nur wenn Sie einen Blazer tragen (und nicht vorhaben, ihn auszuziehen), sind Sie auf der sicheren Seite. In allen anderen Fällen ist Vorsicht geboten, vor allem, wenn Sie vor einem Publikum eine Präsentation halten müssen. Glauben Sie mir, die Leute können nicht anders. Wo es etwas zu sehen gibt, starren sie hin. Unwillkürlich.

Andere vermeidbare Fauxpas:

- **Kleider, die an den Nähten spannen,** provozieren unweigerlich die Frage: »Sag mal, hat Mary zugenommen?«
- **Kurze Röcke, die einen Panoramablick freigeben, sobald man die Beine übereinanderschlägt.** »Hübsches Höschen, was sie da anhat – ist das weiß oder beige?« Im Ernst, so etwas wirkt nur auf der Leinwand, und nur, wenn man Sharon Stone heißt und einen Ruf hat wie die Dame, die Sharon in jener unvergeßlichen Szene in *Basic Instinct* spielt. Merken Sie, was für eine Bedeutung solche Details bekommen können? Die Szene, in der sie die Beine übereinanderschlägt und uns sehen läßt, daß sie nichts darunter anhat, wird sie wahrscheinlich bis an ihr Lebensende begleiten und noch in ihrem Nachruf Erwähnung finden.
- **Alles, was eindeutig out ist** – ein Fransenhaarschnitt im Stil der Siebziger, eine Kostümjacke mit überdimensionalen Schulterpolstern aus den Achtzigern, der Zwiebellook oder die XXL-Größen aus den frühen Neunzigern. Solche Dinge provozieren, auch wenn der Rest des Outfits stimmt, die

Frage: »Wo hat die Frau gelebt? Hinter dem Mond?« Geben Sie niemandem Anlaß, über Sie zu schmunzeln, weil Sie aussehen, als wäre der Zug der Zeit an Ihnen vorbeigerauscht.

- **Etiketten an Halstüchern.** Sie wissen, was ich meine – die kleinen Schildchen, auf denen steht, aus welchem Material das Halstuch ist und wie Sie es pflegen müssen. Ich kann Sie beruhigen: Es gibt in keinem Land der Welt ein Gesetz, das vorschreibt, daß diese Etiketten dranbleiben müssen. Trennen Sie sie mit der Nagelschere oder einer Rasierklinge möglichst nah an der Naht ab, und ziehen Sie überstehende Fäden vorsichtig heraus. Klammern Sie die Pflegeanweisungen auf eine Karteikarte, auf der Sie notieren, zu welchem Halstuch das Schildchen gehört, und stecken Sie es in einen Karteikasten. Das gleiche können Sie im übrigen mit den Etiketten aus anderen Kleidungsstücken machen. Bewahren Sie den Karteikasten in der Nähe Ihrer Waschmaschine auf, und konsultieren Sie ihn, bevor Sie entscheiden, ob Sie ein Halstuch (oder ein anderes Kleidungsstück) selber waschen oder in die Reinigung geben.
  Möglicherweise werden Sie Ihr Halstuch nicht ein einziges Mal in die Waschmaschine oder in die Tüte mit den Sachen für die Reinigung stecken, aber ich möchte, daß Sie keine Ausrede haben, dieses verdammte Schildchen NICHT abzutrennen. Es ist ein schönes Tuch, und Sie tragen es zu einem schönen Outfit. Wir, Ihr Publikum, wollen uns auf die Schönheit konzentrieren und nicht auf das Schildchen, einverstanden? Wir lassen uns übrigens auch nicht von illustren Namen auf solchen Schildchen beeindrucken, also trennen Sie es heraus, selbst wenn das edle Stück von Hermès ist.
- **Entfernen Sie Etiketten,** die durch ein Kleidungsstück durchscheinen. Manchmal ist in einen weißen Pullover oder

ein weißes Leinenhemd ein dunkles Schildchen eingeheftet. Schneiden Sie es heraus, egal ob es am Kragen oder in der Seitennaht sitzt. Manchmal schlüpft ein Schildchen ständig aus dem Kragen heraus – trennen Sie es raus. Pflegeanweisungen gehören in den praktischen Karteikasten neben Ihrer Waschmaschine.

Sie sehen **klasse** aus, meine Liebe!

Schauen Sie in den Spiegel. Sehen Sie so genau hin, als ginge es um Leben oder Tod. Es geht um nichts Geringeres! Wenn Ihnen eine Kleinigkeit ins Auge springt, die Ihr fabelhaftes Erscheinungsbild stört, und sei sie noch so winzig, dann wartet Arbeit auf Sie. Hat sich ein Saum gelöst? Hat Ihre Bluse einen Fleck? Hat Ihr Gürtel eine brüchige Stelle, weil Sie ihn seit einiger Zeit ein Loch weiter (oder ein Loch enger) schnallen und das alte Loch vom monate- oder jahrelangen Gebrauch ausgefranst ist? Fehlt Ihren Schuhen der Glanz? Brauchen sie neue Absätze? Brauchen Sie neue Schuhe?

Ich will, daß den Leuten, die Sie sehen, nur ein Wort in den Sinn kommt: »Klasse!« Ich will, daß diesem Gedanken nichts in die Quere kommt. Also mustern Sie Ihre Kleider und Accessoires mit größtmöglicher Strenge. In was für einer Verfassung sind sie? Diese Dinge lenken nicht nur Ihre Mitmenschen ab, sondern auch Sie selbst! Sie beanspruchen Raum in Ihrem Bewußtsein, der für Wichtigeres und Angenehmeres frei sein sollte. Wenn der oberste Knopf an Ihrem Regenmantel nur noch an einem Faden hängt und Sie ihn mit einer Sicherheitsnadel befestigen, werden Sie sich den ganzen Tag Sorgen machen. Sie werden pausenlos daran denken, daß der Knopf mitsamt der Nadel abreißen und den Stoff beschädigen könnte oder daß jemand die Sicherheitsnadel sehen könnte. Sie werden sich den ganzen Tag darüber ärgern, daß Sie den Knopf immer noch nicht angenäht haben, obwohl es, Herrgott noch mal, nicht aufhören will zu regnen. Dann kommen Sie sich dämlich vor – oder schlampig. Es lenkt Sie ab. Sie haben an Wichtigeres zu denken als an solche Kinkerlitzchen. Seien Sie stolz! Ich bin stolz auf Sie! Ich will, daß alle Welt Sie nur von Ihrer besten Seite zu sehen bekommt, und deshalb müssen Sie sich um diese verdammten belanglosen Kleinigkeiten kümmern, bevor sie anfangen, wichtig zu werden. Schaffen Sie sich diese Ablenkungen vom Hals.

Sorgen Sie dafür, daß nichts an Ihrer Kleidung oder Ihren Accessoires Sie davon abhält, sich auf Ihre Arbeit zu konzentrieren und sich in das zu stürzen, was Ihnen im Leben wichtig ist. Eine Ausnahme gibt es natürlich. Sollte eine auffällige Erscheinung Bestandteil Ihrer Message sein, vergessen Sie das alles. Dann können knallenge schwarze Lederhosen, ein Nietengürtel, Ohrringe, Nasenringe, Piercings und ein zerrissenes, verkehrt herum angezogenes T-Shirt, aus dem der Busen quillt, Ihre Botschaft deutlich machen: »Ich bin anders als ihr alle, und das will ich auch.« Vielleicht bekommen Sie dafür sogar eine Topgage. Vielleicht sind Sie die Sängerin der Vorgruppe bei einem Marilyn-Manson-Konzert und müssen schon mit Ihrem Outfit klarmachen, daß Sie das Gegenteil von Britney Spears sind. In diesem Fall erfüllt jeder einzelne Fauxpas seinen Zweck: die Aufmerksamkeit des Publikums zu bannen, damit es haufenweise CDs kauft. Dann stimmt Ihr Statement. Nur darauf kommt es an.

Aber was ist mit all den anderen Frauen, die nicht ganz so schillernde Statements abgeben wollen? Wenn Sie darauf bestehen, weiße Hosen zu tragen, ziehen Sie einen hautfarbenen String-Tanga darunter an. Achten Sie beim Hosenkauf darauf, daß die Naht zwischen Bund und Schritt nicht zu knapp geschnitten ist, damit die Hose nicht in die Pofalte rutscht. Lassen

Sie bei Blazern, die Sie in der Arbeit tragen, überlange Ärmel kürzen (dann brauchen Sie keine Angst zu haben, daß Sie sie bei einem Businesslunch in den Salat tunken). Wenn Sie überlange Ärmel nun mal lieben, ziehen Sie sie in der Freizeit an, wenn Sie sich mit Freunden treffen. Trennen Sie von Ihren Schals und Tüchern die Schildchen ab. Tragen Sie BHs, die Ihrer Oberweite stabilen Halt geben. Tragen Sie Kleider, die Ihnen passen. Und wenn Sie einen kurzen Rock anhaben, halten Sie die Knie zusammen.

Konfektionsgrößen haben nichts zu bedeuten

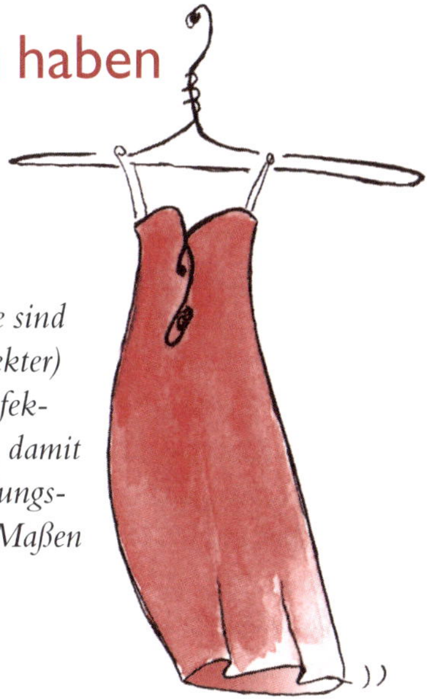

Wozu gibt es Konfektionsgrößen? Sie sind ein brauchbarer (aber keineswegs perfekter) Maßstab, den die Hersteller von Konfektionsmode Ihnen an die Hand geben, damit Sie aus der Fülle des Angebots Kleidungsstücke auswählen können, die Ihren Maßen so nah wie möglich kommen.

SIE VERBRINGEN SCHLAFLOSE NÄCHTE WEGEN IHRER KONFEKTIONSGRÖSSE? Ich will, daß Sie damit ein für allemal aufhören. Dazu werde ich Ihnen mit zweitausend Argumenten klarmachen, warum und wie Sie sich von dieser übertriebenen Fixierung auf Konfektionsgrößen lösen können. Nach der Lektüre dieses Kapitels werden Sie sich von Ihrer Kleidergröße nie wieder den Schönheitsschlaf rauben lassen. Sie werden die kleinen Zahlen auf den Etiketten ignorieren. Entspannen Sie sich. Ihr Alptraum wird gleich vorüber sein.

In Bezug auf Konfektionsgrößen gibt es eine Manie, die ebenso verbreitet wie grotesk ist. Fast eine Art Besitzerstolz. Man hört eine Frau sagen »Ich bin eine 38«, und es klingt ehrfurchtgebietender als »Ich bin Philosophieprofessorin«.

Wissen Sie, wieviel Ehrfurcht einer Konfektionsgröße gebührt? Sie hat etwa soviel Bedeutung wie die Nummer auf dem

Schnipsel, mit dem Sie nächsten Dienstag beim Schuster Ihre frisch besohlten Schuhe abholen.

Konfektionsgrößen werden nicht in Grabsteine gemeißelt: »Hier ruht Ellie Johnson, liebevolle Gattin und vierfache Mutter, Größe 38«.

Wozu gibt es Konfektionsgrößen? Sie sind ein brauchbarer (aber keineswegs perfekter) Maßstab, den die Hersteller von Konfektionsmode Ihnen an die Hand geben, damit Sie aus der Fülle des Angebots Kleidungsstücke auswählen können, die Ihren Maßen so nah wie möglich kommen.

Ein Beispiel: Ihre Konfektionsgröße dient Ihrer Mutter, die Sie nur zweimal im Jahr sieht, als Anhaltspunkt, wenn sie Ihnen ein T-Shirt mit einem Fisch und blauen Wellen drauf schicken will. Der Fisch soll Sie an die vergnüglichen Stunden erinnern, die Sie mit ihr im Sommer verbracht haben. Sie wünscht sich, daß Sie möglichst oft daran denken, damit Sie Lust bekommen, sie bald wieder zu besuchen. Dazu müssen Sie das T-Shirt ganz oft anziehen, und deshalb soll es Ihnen einigermaßen passen. Weiter nichts.

Angenommen, Sie wollen jemandem einen Tennisschläger zum Geburtstag schenken. Sie möchten das Geschenk hübsch verpacken. Dazu suchen Sie nach einer Schachtel in der passenden Größe. Sie soll nicht zu groß und nicht zu klein sein, sie soll der Größe des Tennisschlägers möglichst nahekommen. Ist der Tennisschläger für einen Erwachsenen bestimmt, brauchen Sie eine größere Schachtel; ist es ein Kinderschläger, genügt eine kleinere. Zermartern Sie sich dabei den Kopf wegen der Größe des Schlägers? Nein. Sie suchen nach der passenden Verpackung. Weiter nichts.

Wenn sich Ihre Konfektionsgröße geändert hat, sollten Sie sich deshalb grämen? Nein. Wenn Sie bislang Hosen in Größe 44 getragen haben und Ihnen dieses Jahr eine Hose in Größe 46 wie angegossen paßt, dann sollten Sie sich über die Hose in Größe 46 freuen. Sie erfüllt ihre Aufgabe, wie angegossen zu passen, zehnmal besser als eine Hose in Größe 44. Kein Grund zur Traurigkeit.

Ist das Tragen einer Hose in Größe 46 anstelle einer Hose in Größe 44 ein Grund, sich selbst zu hassen? Nein und noch mal nein! Das ist lächerlich! Flippen Frauen aus, wenn Ihre Konfektionsgröße eine Nummer nach oben gegangen ist? Ja. Ist das lächerlich? Ja! Es ist nur eine Zahl. Nehmen Sie es Ihrer Freundin übel, wenn sie ein Jahr älter geworden ist? Obwohl sie daran nichts ändern kann? Nein. Sind Sie Ihrer Mutter böse, daß sie jedes Jahr ein paar Lachfalten mehr hat? Obwohl sie dafür nichts kann? Nein. Hören Sie auf, es sich selber krumm zu nehmen, daß Sie so sind, wie Sie sind.

2000 Gründe

Hier ist mein Übungsprogramm für Sie. Lernen Sie, Ihre Gefühle von Kleidergrößen abzukoppeln. Angenommen, Sie sind auf einer Shoppingtour und sehen all die Schildchen mit den Größenangaben – was empfinden Sie? Nichts. Die Größen sind für Sie alle gleich. Sie haben keine Favoriten. Es sind einfach nur Zahlen.

Wenn Sie sich etwas zum Anziehen kaufen, wonach suchen Sie? Nach Kleidern, die passen. Wozu gibt es Konfektionsgrößen? Damit wir einen Anhaltspunkt für die Suche nach dem passenden Kleidungsstück haben. Welche Gefühle verbinden Sie mit diesen Zahlen, die Ihnen als Anhaltspunkt dienen? Gar keine. Sie sind bedeutungslos.

Angenommen, Sie sind daran gewöhnt, daß die meisten Kleidungsstücke, die Ihnen passen, Größe 40 haben. Wie reagieren Sie, wenn Sie etwas in Größe 38 finden, das Ihnen paßt? Neutral. Es löst keine Gefühle in Ihnen aus. Es läßt Sie völlig kalt. Sie kommen sich nicht vor, als hätten Sie ein Wundermittel gegen Krebs entdeckt oder den Kilimandscharo bestiegen oder das ultimative Werk über die Geschichte des Jazz geschrieben. Sie fühlen sich wie jemand, der einen Rock gekauft hat, an dem ein Schildchen mit einer Nummer hängt, die sich von den Nummern, an die Sie gewöhnt sind, unterscheidet. Jetzt haben Sie einen neuen Rock. Der Rock paßt. Super.

Vielleicht kann ich Sie durch ein paar Fakten überzeugen. Als Sie noch in der Schule waren, hatten Sie vermutlich dreistellige Konfektionsgrößen – 140, 146, 152, 158, 164, 170. Dreistellige Nummern bezeichnen Kindergrößen. Kinderkleidung ist im allgemeinen für die kindliche oder jugendliche Figur zugeschnitten, also für einen kurzen Oberkörper, hoch sitzende (kleine) Brüste, schmale Hüften und eine Körpergröße bis maximal 162 oder 165 cm. Kann man als erwachsene Frau in der Kindermodenabteilung einkaufen? Ja, wenn man es mit Bedacht tut. Ich habe mal auf einer Strandparty eine Frau kennengelernt, die sich, als sie hörte, was ich beruflich mache, mit einer vertraulichen Frage an mich wandte. Verlegen gestand sie mir, daß sie sich mit ihren fünfzig Jahren immer noch in der Kinderabteilung einkleide. Sie wollte wissen, was ich davon halte. Raten Sie mal, was für eine Figur diese Frau hatte. Schmale Hüften, flacher Busen, kurzer Oberkörper und 165 cm groß. Ihre Proportionen waren die einer Vierzehnjährigen. Selbstverständlich kann sie in der Kindermodenabteilung einkaufen – wenn sie es mit Bedacht tut. Sie muß aufpassen, daß sie »kindliche« Looks vermeidet, und nach Dingen suchen, die ihrem Alter angemessen sind, aber das ist ohne weiteres machbar. Ich sagte: »Na klar!«

Die meisten Frauen haben einen reiferen Körperbau, sobald sie aus dem Teenageralter herausgewachsen sind, und müssen sich in der Damenabteilung umsehen, wenn sie Kleider haben wollen, die ihnen passen. In dieser Abteilung werden die Größen mit zweistelligen Zahlen bezeichnet: 32, 34, 36, 38, 40, 42, 44, 46, 48. Diese Größen werden »Normalgrößen« genannt, da sie für Frauen mit durchschnittlicher Körpergröße (zwischen 165 und 172 cm) und normal entwickeltem Körperbau (das heißt, mit Kurven und Pölsterchen da, wo sie hingehören) geschnitten sind.

Bedenken Sie aber, daß jeder Designer seine eigene Definition von »durchschnittlich« hat, und wundern Sie sich nicht, wenn eine Normalgröße bei Strenesse auf eine ganz andere Figur zugeschnitten ist als eine Normalgröße bei Calvin Klein oder bei Giorgio Armani.

Eines Tages ist uns vielleicht aufgefallen, daß wir mit den Normalgrößen nicht mehr so gut zurechtkommen und uns bedeutend wohler in Größen wie 50, 52, 54, 56, 58 oder 60 fühlen. Diese Größen werden als »Übergrößen« bezeichnet und sind für molligere Frauen mit durchschnittlicher Körpergröße geschnitten. Der einzige Unterschied zu den Normalgrößen besteht darin, daß sie für weitere Brust-, Taillen- und Hüftumfänge geschnitten sind.

Zusätzlich zu den Normal- und Übergrößen, die Sie in jedem Kaufhaus und jeder Boutique bekommen, bieten Versandhäuser und Spezialboutiquen sogenannte »Sondergrößen« an. Sondergrößen sind auf Frauen zugeschnitten, die entweder kleiner oder größer als der Durchschnitt sind. Falls Sie zu diesen Frauen gehören, sind also Ihre Chancen, perfekt passende Kleider zu finden, die keiner aufwendigen Änderungen bedürfen, bei Versandhäusern größer. Unter den Sondergrößen gibt es die »Kurzgrößen« (für Frauen zwischen 157 und 164 cm), die »Extra-Kurzgrößen« (für Frauen unter 157 cm) und die »Langgrößen« (für eine Körpergröße über 172 cm). Messen Sie also zuerst Ihre Körpergröße, um zu wissen, ob Sie zu den Normalgrößen greifen können und vielleicht mit minimalen Änderungen zurechtkommen, oder ob Sie sich besser bei einer der Sondergrößen umsehen sollten.

Bei den Sondergrößen sind alle Längenmaße – also die Taillenlänge, die Ärmellänge, die Rock- oder Hosenlänge – an Ihre Proportionen angepaßt, während die Weiten denen der Normalgrößen entsprechen. Die Spanne der Kurzgrößen reicht von 16 über 17, 18, 19, 20, 21 usw. bis 30. Extra-Kurzgrößen reichen von 165, 175, 185, 195, 205 usw. bis 305. Langgrößen schließlich reichen von 64, 68, 72, 76, 80, 84 usw. bis 120. Welches genau Ihre Größe ist, finden Sie am einfachsten heraus, indem Sie in den Maß- und Größentabellen nachsehen, die in jedem guten Versandhauskatalog abgedruckt sind.

Wenn ein Designer eine Kollektion entwirft, orientiert er sich an einem bestimmten Model, also an einer realen, lebendigen Frau. Er stimmt seine Entwürfe und Schnitte ganz auf Ihre Proportionen ab. Während er mit seinen Ideen für die Kollektion experimentiert, hat er immer nur ihre Figur vor Augen. Später werden die Modelle, die er für sie entwickelt hat, allen anderen Größen als Muster zugrundegelegt. Möglicherweise hat dieses Model einen langen Oberkörper, lange Arme und lange Beine. Sobald die Mustermodelle fertiggestellt sind, werden die Modellschnitte durch Vergrößern oder Verkleinern auf die Maße der unterschiedlichen Konfektionsgrößen gebracht. So gehen am Ende sämtliche Größen, ob es eine 38, eine 20 oder eine 235 ist, alle auf die Figur dieses einen Models mit dem langen Oberkörper, den langen Armen und den langen Beinen zurück. Wenn Sie die Kleider anprobieren und selber beispielsweise einen kurzen Oberkörper, durchschnittlich lange Arme und normale Körpergröße haben, werden Sie mit der Paßform Probleme haben. Manche davon werden sich beheben lassen, andere nicht. Wenn Sie mit dem Schnitt nicht zurechtkommen, nehmen Sie es nicht persönlich. Versuchen Sie es mit einer anderen

Marke. Probieren Sie so lange Sachen an, bis Sie etwas gefunden haben, das zu Ihrer Figur paßt. Machen Sie sich klar, daß der Designer des Kleids, das Sie anprobieren, Sie nie im Leben gesehen hat und daß der Hersteller lediglich sein Möglichstes versucht, um Ihnen Modelle anzubieten, die Ihnen gefallen und die Sie gern tragen.

Wie viele Gründe habe ich Ihnen schon genannt, weshalb Sie Konfektionsgrößen ignorieren sollten? Bin ich schon bei 2000? Nicht ganz? Dann lassen Sie mich fortfahren.

Grund Nr. 1995: Da war diese Kundin, mit der ich eines Nachmittags einkaufen ging. Als wir nach unserem Beutezug im Café saßen, war sie stolze Besitzerin einer Herbstgarderobe, die ihr wie angegossen paßte. Diese Garderobe bestand aus Stücken der Größen 36, 38, 40, 42 und 44. Sie umfaßte fünf Konfektionsgrößen. Hat diese Frau Größe 36 oder Größe 38 oder Größe 40 oder Größe 42 oder Größe 44? Nichts von alldem. Sie ist eine Frau, die eine großartige Garderobe hat. Konfektionsgrößen haben nichts zu sagen.

Grund Nr. 1996: Nichts macht mir mehr Freude, als mit einer Kundin in Läden zu shoppen, die Kleider ab Größe 50 aufwärts führen. Warum? Weil die Kleider phantastisch sind! Die Hersteller von Konfektionsmode reagieren auf die Tatsache, daß Millionen von Frauen Größe 44 oder darüber haben. Das würde man gar nicht erwarten, wenn man in Modezeitschriften blättert, in denen die neuesten Trends nahezu ausnahmslos von Models präsentiert werden, die blutjung und magersüchtig aussehen, stimmt's? Aber bei nüchterner Betrachtung muß man zugeben, daß die meisten Models noch im Teenageralter sind und den entsprechenden unreifen Körperbau haben. Sie werden von den Marketingteams der Hersteller als Kleiderbügel benutzt, auf denen sie ihre Ware ausstellen. Wissen Sie, wie dünn ein Kleiderbügel ist? Die jugendlichen Models kommen eben den Maßen eines Kleiderbügels am nächsten. Das gehört zu ihrem Job. Damit will Ihnen niemand nahelegen, dem Schönheitsideal eines Kleiderbügels nachzueifern. Man will Ihnen lediglich zeigen, wie die Kleider aussehen. Sie versuchen doch auch nicht wie die Schaufensterpuppen auszusehen, mit denen die Kaufhäuser ihr aktuelles Modeangebot präsentieren, oder?

Grund Nr. 1997: Hören Sie auf, sich in eine Größe zwängen zu wollen, die zu klein für Sie ist. Nehmen Sie eine Nummer größer! Wenn der Gedanke, so dick zu sein, daß Sie schon in eine 44 passen, Ihnen angst einjagt, dann nehmen Sie einfach die 44! Eine Nummer größer läßt Sie eine Nummer kleiner aussehen! Filmstars wissen das, glauben Sie mir. Kleider, die aussehen, als ob sie Ihnen »bequem« passen, lassen Sie fitter, schlanker, gesünder, glücklicher wirken. Eng sitzende Sachen lassen Sie dicker erscheinen, als Sie tatsächlich sind. Ziehen Sie die 42 aus, und probieren Sie die 44!

Grund Nr. 1998: Stil hat nichts mit Körpergröße und noch weniger mit Gewicht zu tun. Jede Frau kann Stil haben, egal welche Konfektionsgröße sie trägt. Vor einigen Jahren gab es eine Zeitschrift, deren Zielgruppe Frauen mit normalen bis üppigen Proportionen waren. Ich glaubte, ich wäre auf einem anderen Stern, als ich im Frühjahr 1997 im Supermarkt in der Kassenschlange stand und die erste Ausgabe dieser Zeitschrift erblickte. Von der Titelseite strahlte mich eine normal gebaute Frau in einem knallgelben Outfit an. Die Überschrift verhieß: »Im großen Stil – tolle Kleider ab Größe 44«. Die Modeseiten im redaktionellen Teil waren gefüllt mit echten Frauen in echten Kleidern; die Models sahen allesamt aus, als stünden sie mit beiden Beinen im Leben und liebten alle Genüsse dieser Welt. Als Frau dachte ich nur: So will ich auch aussehen! Als Stil- und Modeberaterin war ich begeistert, daß ein solches Magazin auf dem Markt erschienen war.

Alle hatten Freude an dieser Zeitschrift. Ich kaufte sie für meine Kundinnen. Ich empfahl sie am Telefon wie ein Image-Notarzt, der ein zuverlässiges Hausmittel empfiehlt. Ich reichte sie bei jedem Vortrag und in jedem meiner Workshops herum, und ich empfahl sie Frauen aller Kleidergrößen wegen der positiven Message, die in den Bildern enthalten war. Ihre Fotos strahlten Leidenschaft, Abenteuerlust, Kreativität, Sinnlichkeit aus. Sie zeigten Frauen, wie sie wirklich sind – raffiniert, mutig, echt, sexy, stylish. Inzwischen ist die Zeitschrift leider eingestellt, aber ich wette, daß in irgendeinem Verlagshaus längst ein Nachfolger entwickelt wird. Halten Sie die Augen offen.

Grund Nr. 1999: Sie können die Schildchen mit den dummen Zahlen einfach aus Ihren Kleidern verschwinden lassen. Schnippeln Sie sie heraus, und tun Sie so, als hätten Sie eine maßgeschneiderte Garderobe, die ein sündteurer Couturier Ihnen auf den Leib geschneidert hat.

Grund Nr. 2000: Lassen Sie das Träumen sein, leben Sie im Hier und Jetzt! Haben Sie sich auch schon mal über einen dieser reichen, alten Männer mokiert, die sich mit einer dreißig Jahre jüngeren Gattin schmücken? Oder über eine erfolgreiche Karrierefrau, deren neueste Eroberung ihr Sohn sein könnte? Auf ein ähnliches Phänomen stoße ich bei fast allen Kundinnen, sobald sie mir ihren Kleiderschrank öffnen. Immer gibt es dieses unvermeidliche Paar Jeans, das schon seit Jahren kein Tageslicht mehr gesehen hat. Wenn ich danach frage, bekomme ich zur Antwort: »Das ist meine letzte Hose in Größe 38, die kann ich nicht wegwerfen!« Dann fügt die Besitzerin der angestaubten Beinkleider stolz hinzu: »In so was hab ich mal reingepaßt!« und versinkt in einen Tagtraum. Wahrscheinlich denkt sie an das Grateful-Dead-Konzert zurück, auf dem sie sie zum letzten Mal getragen hat. Aber ich lasse sie nicht lange träumen. Ich schnippe mit den Fingern und sage: »Hallo! Aufwachen! Haben Sie keine

Fotos, auf denen Sie diese Jeans anhaben? Na also. Dann brauchen Sie das Juwel nicht in Ihrem Schrank aufzubewahren. Ab jetzt sind Sie das Juwel! Schmücken Sie sich lieber mit Dingen, die man sieht! Trennen Sie sich von den alten Souvenirs. Hören Sie auf, sich nach Ihrer alten Größe zurückzusehnen. Sie sind schön, so wie Sie hier und heute sind. Geben Sie sich damit zufrieden, und kleiden Sie Ihren heutigen Körper so toll, wie Sie nur können! Sie können phantastisch aussehen, wenn Sie Kleider tragen, die Ihnen passen. Also Schluß mit den Träumereien. Klammern Sie sich nicht an etwas, das einmal war und nie mehr sein wird. Wie diese Jeans in Größe 38. Weg damit!«

Kommt es auf die Größe an? Mag sein, aber nicht für Sie. Sie sind vollkommen leidenschaftslos gegenüber Konfektionsgrößen, jetzt und für alle Zeiten.

Feng Shui im Kleiderschrank?

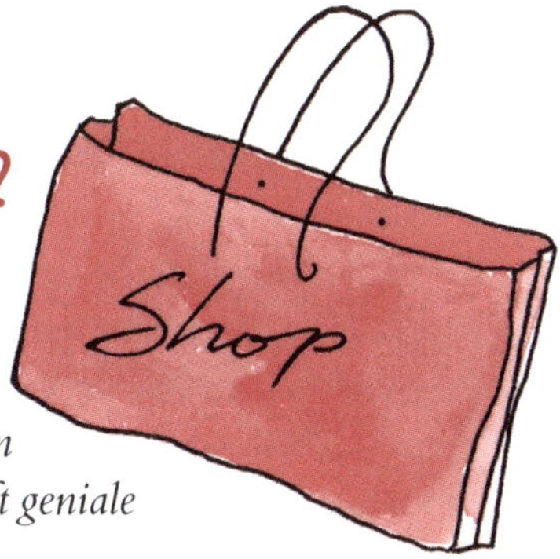

Wenn jahrhundertealte Praktiken sich mit modernsten gesellschaftlichen Phänomenen verbinden, kommen oft geniale Konzepte zustande.

FENG SHUI HAT SEINEN WEG IN DEN MAINSTREAM GEFUNDEN. Das wissen wir spätestens, seit Neiman Marcus seine exklusiven Verkaufsevents mit Zeitungsanzeigen bewirbt, in denen ein Feng-Shui-Ambiente als Kulisse dient, und seit in dem TV-Serienhit *Sex and the City* ein paar knackige Pointen zum Thema fielen. Über Nacht ist Feng Shui zum Renner in Talkshows geworden. Die Namen von Feng-Shui-Beratern werden herumgereicht wie früher die Telefonnummern von Startherapeuten.

Die jüngste Liaison ist die zwischen Feng Shui und der Szene erfolgreicher Startup-Unternehmen, die kurz vor dem Börsengang stehen. Hier die junge, dynamische Energie der Internet-Firmen mit ihrer Siebzig-Stunden-Woche, und da, nicht weniger hip, die Sehnsucht nach uralten Praktiken, die Harmonie und inneres Gleichgewicht versprechen.

Vielleicht hören Sie den Ausdruck zum ersten Mal, aber Feng Shui gibt es seit über dreitausend Jahren. Es stammt aus dem alten China. Feng Shui ist die Kunst, Heim, Garten und Arbeitsplatz so zu gestalten, daß sie der Harmonie in unserem Leben förderlich sind. Der Grundgedanke ist, daß äußere Veränderung innere Veränderung bewirkt. Indem man bestimmten Orten in einem Haus ein größeres Maß an Aufmerksamkeit und Bedeutung zukommen läßt, kann man Einfluß auf Gesundheit, Wohlstand, Liebesleben, Familienleben, Ruhm und Ansehen seiner Bewohner nehmen.

Die gleichen Prinzipien lassen sich auf das Thema Schönheit anwenden. Ich schlage vor, Sie holen sich einen Schokoriegel als Nervennahrung, und dann gebe ich Ihnen eine kleine Einführung in die Welt des Feng Shui.

Es gibt im Feng Shui neun Lebensbereiche: Ruhm und Anerkennung, innerer und äußerer Reichtum, Liebe und Partnerschaft, hilfreiche Freunde und Reisen, Wissen und persönliches Wachstum, Karriere und Berufung, Familie und Gesundheit, Kreativität und Kinder und schließlich die eigene Mitte oder das Herz, in dem die Lebensenergie sitzt. Jedem dieser neun Lebensbereiche entspricht ein bestimmter Bereich des Hauses (oder des Büros oder des Gartens).

Wenn nun in einem – oder mehreren – Lebensbereichen die Dinge nicht so gut laufen, wie man es sich wünschen würde, kann man sie wieder in Fluß bringen, indem man in dem entsprechenden Bereich der Wohnung etwas verändert. Die Mittel, die dabei eingesetzt werden, sind Licht (Licht in dunkle Ecken bringen, vorhandenes Licht durch Spiegel verstärken), Farben, Pflanzen oder Tiere, Bewegung (etwa durch Windspiele) und Klänge (zum Beispiel durch einen Springbrunnen).

Die Weisheit des Feng Shui, das verblüffend Plausible an diesem Ansatz, liegt in der Binsenwahrheit, daß man das eigene Glück und Wohlbefinden regelrecht sabotieren kann, wenn man in einer Umgebung wohnt oder arbeitet, deren Harmonie gestört ist. Natürlich ist das Thema so komplex, daß man eine ganze Bibliothek mit Büchern über Feng Shui füllen könnte, deshalb werde ich mich auf ein paar zentrale Aspekte beschränken, wenn wir uns nun mit dem Wissen des Feng Shui Ihrer Garderobe zuwenden.

Verbindung von Orient und Okzident

»Fashion Feng Shui«, die Anwendung von Feng Shui auf das Thema Mode, ist eines der jüngsten Wissensgebiete in der Imageberater-Branche. Fashion Feng Shui macht sich die gleichen Prinzipien zunutze wie Feng Shui, nur daß es den Blick auf den intimsten Bereich unserer Umgebung richtet – die Kleider, in die wir unseren Körper hüllen. Genauso wie in der Gestaltung unseres Zuhauses kommen auch hier Orient und Okzident zusammen und lassen etwas Neues entstehen, in dem jahrtausendealte Praktiken mit topaktuellen Tendenzen verschmelzen. Vielleicht werden Sie eine ganz neue Sprache des Ankleidens entdecken, die ein ungeahntes Maß an Harmonie in Ihren vom Dot-com-Rhythmus bestimmten Alltag bringt.

Lesen Sie manchmal Horoskope? Ich tue es hier und da, denn es gibt Tage, an denen die paar Zeilen einfach ins Schwarze treffen. Dann habe ich dieses seltsam angenehme Gefühl im Magen und denke: **»Ja! Ich werde verstanden!«** Fashion Feng Shui hat einen Aspekt, der mir genau das gleiche Gefühl verschafft, als ob jemand in meine Seele schauen und mir genau sagen könnte, was ich im Hinblick auf Kleidung zu tun habe.

Vor ein paar Jahren fiel mir auf, daß sich meine Vorlieben in Sachen Mode unmerklich veränderten, ohne daß ich hätte sagen können, woher das kam. Die Veränderung fühlte sich ebenso zwanglos und natürlich wie notwendig und unausweichlich an. Ich fühlte mich zu Farben hingezogen, die ich davor nie getragen hatte. Erdige Töne verließen scharenweise meinen Kleiderschrank, dafür hielten Farben wie Schwarz, Petrol, Marine, Türkis Einzug. Freundinnen und Kolleginnen waren verwirrt, *ich* war verwirrt!

Eines Tages kaufte ich mir einen Schal, nach dem ich ganz verrückt war. Er hatte eine bläulichgraue satte Farbe, schwer zu beschreiben, und ein Wellenmuster, das etwas in mir zum Klingen brachte. Wenn ich ihn anhatte, fühlte ich mich vollkommen »bei mir«. Ich war damals in einer eher introvertierten Lebensphase. Ich schrieb viel, beobachtete viel und war insgesamt stiller, nachdenklicher als davor.

Dann nahm ich an einem Kurs in Fashion Feng Shui teil und erlebte das große Aha. Die Leiterin ließ uns einen Test machen, anhand dessen wir herausbekommen sollten, welches unser dominantes Element ist. Die Lehre von den fünf Elementen ist ein zentraler Bestandteil des Feng Shui und läßt sich sehr einfach auf die Kleidung als unsere unmittelbarste »Umgebung« anwenden.

Für die Leiterin war es keine große Überraschung (wir sind miteinander befreundet, und Freundinnen können einen ja manchmal deutlicher erkennen als man selbst), daß mein dominierendes Element das Wasser ist. Die Neuerungen in meiner Garderobe hatten allesamt auf die eine oder andere Weise mit dem Thema Wasser zu tun. Obwohl ich sicher bin, daß ich mein Leben lang ein »Wassertyp« war, ging es mir damals zum ersten Mal so, daß ich diesen Aspekt meines Wesens anzuerkennen und auszuleben begann – daher hatten die Farben und Formen dieses Elements eine so unwiderstehliche Anziehungskraft auf mich entfaltet. Es ging mir einfach am besten, wenn ich das, was ich in meinem Innern spürte, in meiner Kleidung zum Ausdruck brachte.

Ich möchte, daß auch Sie diesen Test machen. Natürlich ist jede von uns ein Unikat. Man kann niemanden in eine Schublade stecken – auch wenn es mir manchmal so vorkommt: Jedesmal, wenn ich ein Widder-Horoskop lese, paßt seltsamerweise alles exakt auf meine Tochter, die Widder ist. Lassen Sie uns einen Ausflug in die Welt des Fashion Feng Shui machen. Entdecken Sie anhand der fünf Elemente Ihr Wesen aus einem neuen Blickwinkel: Wasser, Holz, Feuer, Erde oder Metall. Anschließend werden wir den einzelnen Elementen bestimmte Attribute zuordnen, die den Kleidungsstil betreffen. Vielleicht wird Ihnen plötzlich klar, warum Sie schon immer ein Faible für eine strenge, vertikale Linie haben, die Ihnen zudem ausgezeichnet steht. Oder Ihnen geht plötzlich ein Licht auf, warum Sie von jeder Shoppingtour immer mindestens ein weißes Stück mitbringen, das dann ungetragen im Schrank hängen bleibt. Eine Bemerkung noch: Sollte dieser Test bei Ihnen ergeben, daß alle fünf Elemente gleich stark vertreten sind, so ist auch das normal und gesund – es kann einfach nur bedeuten, daß Sie ein sehr ausgeglichener Mensch sind.

Die fünf Elemente

Nach der Lehre des Feng Shui treten die fünf Elemente in allem Materiellen in Erscheinung, was es auf Erden gibt, eingeschlossen uns selbst. Jede von uns besteht aus allen fünf Elementen, aber in der Regel ist eines der Elemente dominant.

Und nun zu dem Test. Er stammt von den beiden Modeberaterinnen Louise Elerding und Evana Maggiore, die das Fashion Feng Shui entwickelt haben und in Kursen und Workshops weitergeben. Er geht ganz einfach. Markieren Sie in der unten stehenden Tabelle quer durch alle Spalten diejenigen Attribute, die Ihre heutige Persönlichkeit am besten charakterisieren oder dem am nächsten kommen, wie andere Sie charakterisieren würden.

WASSER	HOLZ	FEUER	ERDE	METALL
nachdenklich	extrovertiert	leidenschaftlich	natürlich	zurückhaltend
kreativ	ehrgeizig	voller Power	unkompliziert	kultiviert
intuitiv	motiviert	auffallend	geradlinig	gepflegt
innovativ	sportlich	impulsiv	authentisch	vornehm
sensibel	initiativ	mitreißend	bodenständig	Understatement
intellektuell	jugendlich	attraktiv	fürsorglich	elegant
unkonventionell	kämpferisch	übermütig	liebevoll	kritisch
sinnlich	zielstrebig	charismatisch	herzlich	individualistisch
ernst	voller Elan	aufregend	verläßlich	ordnungsliebend
tiefgründig	aktiv	kontaktfreudig	praktisch	korrekt

Wenn Sie einen tollen Nachmittag oder Abend verbringen wollen, was würden Sie unternehmen? Wo würden Sie hingehen? Was für ein Event müßte es sein? Markieren Sie wieder die Attribute, von denen Sie sich angesprochen fühlen.

WASSER	HOLZ	FEUER	ERDE	METALL
Bohemiens	Action pur	Theaterpremiere	gemütlich	Prestige
Intellektuelle	im Freien	Jet-Set	zwanglos	kultiviert
Geheimtipp	junge Leute	angesagt	familiär	elegant
interessant	das pralle Leben	spektakulär	traditionsverbunden	exklusiv
inspirierend	Fun		alteingesessen	formell

Markieren Sie in der folgenden Tabelle, welche Lieblingsbeschäftigung zu Ihnen paßt.

WASSER	HOLZ	FEUER	ERDE	METALL
nachdenken	spielen	auf der Bühne stehen	pflegen	analysieren
kreativ sein	wettkämpfen	Publikum begeistern	versorgen	organisieren
			helfen	

Wo häufen sich Ihre Markierungen? Machen Sie sich keine Gedanken, wenn Ihre Unterstreichungen über sämtliche Spalten verteilt sind. Denken Sie daran: Jede von uns hat alle fünf Elemente in sich. Können Sie trotzdem eine dominierende Seite erkennen? Versuchen Sie ein, maximal zwei Elemente auszumachen, zu denen Sie stärker neigen als zu den anderen.

So, und nun sehen Sie sich Maggiores und Elerdings Aufstellung der Stile, Farben, Muster, Materialien, Stoffe und Silhouetten an, die den jeweiligen Elementen zugeordnet sind.

ELEMENT	WASSER	HOLZ	FEUER	ERDE	METALL
STIL	EXOTISCH	VITAL	AUFREGEND	PRAKTISCH	ELEGANT
FARBEN	Schwarz	Grün	Rot	Gelb	Weiß
	dunkle Töne	Blau		erdige Töne	Pastelltöne
MUSTER	Paisley	florale	Animal Prints	Karo	Punkte
	abstrakte	Muster	Zickzack	Schachbrett	Ovale
	Muster	Streifen	spitze Formen	Block Karos	Bogenformen
	Wellen	Säulen			
MATERIA-	fließend	steif	glatt	grob	edel
LIEN	zart	elastisch	glänzend	derb	feingesponnen
	durchscheinend	gerippt	Naturimitate	naturnah	schimmernd
STOFFE	Chiffon	Baum-	Leder	Homespun	Schantung-
	Seidensamt	wolle	Pelze	feine	seide
	Jersey	Leinen	Federn	Wollstoffe	Twill
	Kunstseide	Denim	Seide	Flanell	Jacquard
	feine Stricks	Seersucker	Wolle	Tweed	Brokat
	Gaze	Cord	Satin	Gabardine	Crêpe de
		Baumwoll-	Taft	Oxford	Chine
		strick	Lycra	Musselin	Doupion-
		Tencel			seide
SILHOUETTE					
	Sanduhr	längliches	auf der	gedrungenes	gestreckte
	fließende,	Rechteck	Spitze	Rechteck	Sanduhr
	wellen-	säulen-	stehendes	Quadrat	kurvige,
	förmige	artige Form	Dreieck	kastenförmige	figurbetonte
	Silhouette	Betonung	kantige,	Silhouette	Silhouette
		der	eckige	Betonung der	
		Vertikalen	Silhouette	Horizontalen	

Im folgenden möchte ich Ihnen noch weitere Details zu den Kleidungsstilen der einzelnen Elemente geben und außerdem jeweils einen prägnanten Satz zum Einrichtungsstil des jeweiligen Elements. Der persönliche Stil eines Menschen offenbart sich ja auch in der Art seiner Wohnungseinrichtung. Versuchen Sie Ihren Einrichtungsstil zu identifizieren, und schauen Sie dann, wie sich der Look Ihrer vier Wände auf Ihre Garderobe übertragen läßt.

Das Element **Wasser**

strebt danach, sich auszudrücken,

und möchte unverwechselbar sein.

In Ihrer Garderobe herrscht *kreatives* und *unkonventionelles Styling* vor. Ihre Erscheinung hat vielleicht etwas Bohemienhaftes. Sie lieben den fließenden Look. Wenn Sie ein Jackett anziehen, knöpfen Sie es nicht zu, sondern tragen es offen. Das hat weniger mit Bequemlichkeit als vielmehr mit Freiheit zu tun. Sie mögen lange Halstücher und Schals.

Ihre Lieblingsfarben sind Schwarz und alle dunklen Töne (sie lassen an tiefes Wasser denken). Sie lehnen alles Strenge und Steife ab. Sie mögen asymmetrische Designs.

Joan Baez und Meryl Streep könnten den Wassertyp repräsentieren, auch wenn wir natürlich ihre wahre Persönlichkeit nicht kennen.

In der Wohnungs- oder Büroeinrichtung zeigt der Wassertyp eine Tendenz zum Innovativen, Originellen, Eklektischen.

Das Element **Holz** ist

ganz auf Action orientiert

und liebt die Bewegung über alles.

Holztypen sind ununterbrochen in Bewegung.

Ihre Garderobe ist *bequem und leger* und vom Stil her vorwiegend *sportlich*. Sie haben eine Affinität zu säulenartigen Formen (denken Sie an hohe Bäume), die sich beispielsweise in einer Vorliebe für Etuikleider äußert oder in einem Faible für einfarbige Outfits, die eine »Farbsäule« von Kopf bis Fuß kreieren. Oder Sie halten nach Schnitten Ausschau, die etwas Säulenartiges haben, zum Beispiel Röhrenhosen. Sie mögen gern Tücher mit Motiven aus Flora oder Fauna. Vielleicht tragen Sie Haarspangen, die aussehen, als hätten Sie Blumen im Haar.

Meg Ryan ist eine Frau, die den Holztyp repräsentiert.

Ihre Wohnungs- oder Büroeinrichtung wirkt *entspannt* und *ungezwungen*.

Das Element **Feuer** ist

ganz auf Attraktivität orientiert
und möchte die Blicke auf sich ziehen.

Ihr Kleidungsstil ist *dramatisch* oder *sexy*. Sie mögen enganliegende, freizügige Kleider mit spektakulären Dekolletés oder figurbetonten Schnitten.

Sie lieben Glanz und Lichtreflexe und haben ein Faible für spitz zulaufende Formen, was sich in langen Revers oder tiefen V-Ausschnitten, dramatischen Schnitten oder der Wahl Ihrer Accessoires zeigen könnte. Sie tragen gern Schuhe, Handtaschen und Haarschmuck aus Leder oder Pelz.

Cher und Jennifer Lopez sind charakteristische Vertreterinnen des Feuertyps.

Die Wohnungs- und Büroeinrichtung des Feuertyps ist *gewagt* und *zeitgeistig*.

Das Element **Erde** ist

stabil, bodenständig, paßt sich gern an und sorgt gern
für andere. Der Erdetyp mag es bequem
und findet Röcke oder Hosen mit Gummizug genial.

Der Stil Ihrer Garderobe ist *klassisch* oder *traditionell*.

Sie mögen Grobstrick und Tweed, Sie haben eine Vorliebe für quadratische Formen und gerade geschnittene Sachen – nichts

Enganliegendes. Ihnen gefallen quadratische Uhren, rechteckige Handtaschen, viereckige Brillengestelle. Ein Erdetyp könnte zum Beispiel Ihre Steuerberaterin sein oder eine konservative Geschäftsfrau, die ihre Kleidung als Investition betrachtet und viele Jahre trägt.

Unter den Prominenten könnten Barbara Bush und Rosie O'Donnell Erdtypen sein.

Der Einrichtungsstil des Erdtyps ist *konventionell* und *behaglich*.

Das Element **Metall**
legt großen Wert auf Status,
beeindruckt seine Mitmenschen gern
und schätzt einen gehobenen Lebensstandard.
Ihre Garderobe ist *edel* und *elegant*. Sie freuen sich an einem akkurat sitzenden Blazer, an dem kein Fussel und kein Staubkorn zu entdecken ist, geschweige denn ein herabhängender Faden.

Sie mögen Metallicfarben und glatte, schimmernde Stoffe. Sie lieben luxuriöse Materialien und können sich unsterblich in schöne Perlen verlieben. Sie würden nie im Leben in eine Jogginghose schlüpfen, es sei denn, sie ist aus Kaschmir.

Gwyneth Paltrow und Ashley Judd könnten Metalltypen sein.

Der Einrichtungsstil des Metalltyps ist entweder vornehm-prunkvoll oder minimalistisch.

Menschen in allen **Geschmacksrichtungen**

Finden Sie es spannend, die Verbindung zwischen den Elementen und Kleidungsstilen zu entdecken? Oder denken Sie eher: »Naja, nun weiß ich, was mein dominantes Element ist, aber ob mir das morgens beim Anziehen besonders hilfreich ist, wage ich zu bezweifeln.« Ich glaube, es gibt im Leben immer wieder Phasen, in denen man ein besonders starkes Bedürfnis danach hat, über sich selber Bescheid zu wissen und mit dem inneren

Kern, der die eigene Persönlichkeit ausmacht, Zwiesprache zu halten. Denn dieses Wissen kann einem Stabilität und Kraft geben, wenn man Gefahr läuft, sich im Alltagsstreß von Fahrgemeinschaften, Überstunden und familiären Pflichten zu verlieren oder wenn man im Leben große Veränderungen durchmacht wie eine Scheidung, den Umzug in eine neue Stadt, den Verlust eines geliebten Menschen. In solchen Zeiten kann es sehr hilfreich sein, immer eine Art Gedächtnisstütze bei sich zu haben, die einen daran erinnert, wer man ist und was die Essenz des eigenen Wesens ausmacht, die einem keiner nehmen kann. Was wäre dafür besser geeignet als die Kleider, die man am Leib trägt?

Aber das Verständnis für die Eigenheiten der verschiedenen Elemente macht es einem auch leichter, anderen gegenüber toleranter und offener zu sein, weil man erkennt, wie sie ticken. Man begreift auf einmal ihre Sichtweise auf das Leben, ihre Art, Projekte anzupacken, ihre Grundüberzeugungen. Wer sagt denn, daß wir alle gleich sein müssen? Das große Potpourri der Menschheit gibt es nur, weil wir alle verschieden sind. Wir brauchen Menschen in allen Geschmacksrichtungen.

Kermit, der Frosch aus der Muppet Show, sang immer: »It's not easy being green.« Ich wette, wenn Sie ein Metalltyp sind, haben Sie auch schon einmal gesagt, daß es manchmal nicht leicht ist, so ein Pedant zu sein. Und wenn Sie ein Holztyp sind, wette ich, daß Sie schon einmal gestöhnt haben, wie schwer es ist, ständig in Bewegung sein zu müssen. Aber genauso gehe ich jede Wette ein, daß keine von uns bereit wäre, ihr Wesen gegen ein anderes zu tauschen. Wir sind nun mal vertraut mit unserer ganz speziellen, persönlichen Art. Und das einzige, worauf es im Leben ankommt, ist, so viel wie möglich über uns selber herauszufinden. Was wäre angenehmer, als die Aufgabe dieser unermüdlichen Selbsterforschung mit unserer Freude an Kleidern,

Farben und Stoffen zu verbinden und nebenbei auch noch wacher und aufgeschlossener für unsere Mitmenschen zu werden?

Ich bin der festen Überzeugung, daß Kleidung eines der besten Mittel ist, um unser inneres Wesen zum Ausdruck zu bringen. Ihren persönlichen Stil an Ihrem dominierenden Element zu orientieren, kann dabei hilfreich sein. Mir hat es jedenfalls sehr geholfen.

Was Männer schwach werden läßt

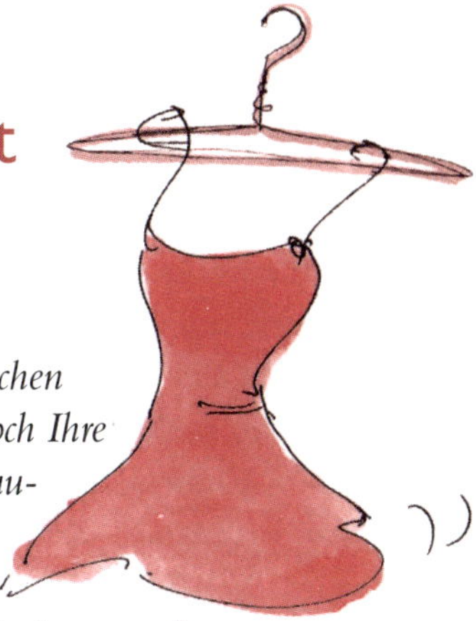

Hier ist der endgültige Beweis: Sie brauchen weder Ihre Intelligenz zu verleugnen noch Ihre Persönlichkeit zu verbergen, und Sie brauchen schon gar nicht das legendäre sexy Outfit zu tragen, um auf einer Party oder einem Empfang die Bekanntschaft eines attraktiven Mannes zu machen – einfach ansprechen genügt.

ICH STEHE MIT EINER KUNDIN IN EINER UMKLEIDEKABINE. Sallie ist eine intelligente, attraktive Frau – und derzeit Single. Ich habe ihr ein Outfit zusammengestellt, in dem sie absolut umwerfend aussieht. Ich bin geblendet. Wären Sie mit in der Kabine, würden Sie mit mir ausrufen: »Sallie, Sie sehen phantastisch aus!« Sallie mustert sich in dem mannshohen Spiegel. Sie scheint mir zuzustimmen. Dann passiert etwas Merkwürdiges. Ruckartig läßt sie die Schultern sinken, hört zu lächeln auf, zieht ein betrübtes Gesicht und jammert ... JAMMERT! ...: »Ich weiß, was Sie meinen. Es sieht phantastisch aus, aber es ist nicht das, worauf Männer abfahren.«

ICH KÖNNTE MIR DIE HAARE RAUFEN! Diese Frau sieht phänomenal aus! Wovon zum Teufel redet sie? Ich kenne keinen Mann, der nicht sofort auf sie zusteuern und versuchen würde, sie kennenzulernen. Ich widerspreche ihr mit aller Vehemenz, aber natürlich bin ich kein Mann und kann meine Behauptung nicht beweisen.

Frauen – intelligente, gebildete Frauen – sind davon überzeugt, daß es eine Art magischen Look gibt, bei dem Männer schwach werden. Und sie gehen wie selbstverständlich davon aus, daß zu diesem Look etwas gehört, das sie nicht im Schrank haben oder das sie mit ihrer Figur nicht tragen können. Sie sind felsenfest davon überzeugt. Ihre Lebenserfahrung, ihre Intelligenz und ihre Interessen spielen plötzlich keine Rolle mehr. Sobald sie in die Welt hinausgehen und einen Mann kennenlernen wollen, glauben sie, all das daheim in der Schublade lassen und in dieses magische Outfit schlüpfen zu müssen, das alle Männer betört. Woher kommt dieser Irrglaube? Sind daran die Frauenzeitschriften schuld, die Monat für Monat auf den Titelseiten in dicken Lettern die neuesten Tricks für die erfolgreiche Partnersuche versprechen? Erinnert das Ganze Sie an eine Frau aus Ihrem Bekanntenkreis? Vielleicht an die Mehrheit der Frauen aus Ihrem Bekanntenkreis? Womöglich sogar an Sie selber?

Von einer, die auszog, die **magische Liste** zu finden

Das muß ein Ende haben! Wenn schon meine Kundinnen in der Umkleidekabine nicht mehr auf mich hören, gibt es keinen anderen Ausweg – ich muß an die Quelle gehen und die Männer selber fragen. Falls es diese Liste magischer Kleidungsstücke, auf die Männer »abfahren«, tatsächlich gibt, werde ich sie mir beschaffen und sie allen zugänglich machen. Das wollen wir doch mal sehen. Ich werde allen Frauen der Welt helfen, sich die Männer zu angeln, die sie sich wünschen. Ich werde die Männer bitten, mir diese verdammte Liste auszuhändigen. Ich werde sie jeder Single-Frau zeigen, die ich kenne. Und egal, was auf der Liste steht, wir werden die Sachen für sie auftreiben.

Die Gelegenheit fällt mir eines Abends in den Schoß. Ich gehe mit zwei Freundinnen in einen Jazzclub in San Francisco, um eine Sängerin zu hören, von der mir eine Bekannte vorgeschwärmt hat.

Wir kommen eine Stunde vor Beginn des Konzerts an und erwischen gerade noch den letzten freien Tisch – nun ja, ganz frei ist der Tisch nicht: Ein gutaussehender Mann namens André sitzt schon da, aber wir dürfen uns dazusetzen. Wir kommen mit ihm ins Gespräch. Er hat die Sängerin schon mehrere Male gehört. Als er erfährt, daß wir sie noch nicht kennen, klärt er uns auf: »Das ist ungefähr so, wie wenn man Billie Holiday in einem kleinen Club erlebt, aber *bevor* Billie Holiday Billie Holiday wurde.«

Wir haben noch eine Stunde totzuschlagen. André ist sympathisch. Ich beschließe, ihn für meine Recherche einzuspannen. »André«, sage ich, »wir haben uns zwar eben erst kennengelernt, aber ich würde Sie gern etwas Persönliches fragen, gewissermaßen in Ihrer Eigenschaft als Mann.« (Sie können den Spruch gern verwenden, wenn Sie mal einen Mann ansprechen wollen – bei mir hat er funktioniert.)

»Bitte sehr. Nur zu«, sagt André und lächelt mich an.

»Sie müssen wissen, ich bin Modeberaterin«, fange ich an. »Ich helfe anderen Frauen bei der Auswahl ihrer Kleider. Unter meinen Kundinnen gibt es eine Menge Single-Frauen, die gern Männer kennenlernen würden. Und die meisten von ihnen glauben, daß es bestimmte Kleidungsstücke gibt, die eine Art magische Anziehung auf Männer haben, also Kleider, die man nur anzuziehen braucht, und schon finden die Männer einen attraktiv. Die Frage ist nur, was für Kleidungsstücke das genau sind. Die meisten nehmen an, daß es irgendwas in Richtung Minirock, enganliegend, feminin sein muß. Können Sie mir etwas dazu sagen?«

Ich habe Notizblock und Bleistift gezückt, bereit, die »Liste« mitzuschreiben. André denkt nicht lange nach. Er sagt: »Es geht um Persönlichkeit. Sagen Sie Ihren Kundinnen, das wichtigste ist die

Persönlichkeit. Das ist es, was uns Männer anzieht. Und der alles entscheidende Faktor ist Humor. Bringen Sie einen Mann zum Lachen, dann haben Sie ihn schon für sich eingenommen.«

Augenblick mal. Und was ist mit dem Outfit? Wo kommt denn hier das Outfit vor? Diese Sache mit der Persönlichkeit hat mir die Sprache verschlagen. Meine Freundin Linda, ebenfalls Single, springt für mich ein. »Aber wenn eine Frau etwas besonders Feminines oder Freizügiges anhat, ist das nicht auch ein Faktor?« fragt sie.

Er lacht geschlagene dreißig Sekunden. »Was die Frauen nur immer für Vorurteile über uns Männer haben! Da liegen Sie völlig daneben«, sagt er. »Gut, wenn eine Frau wirklich provokativ angezogen ist, schauen wir natürlich alle hin. Dann gehören ihr die ersten zwei Sekunden, aber wenn sie keine Persönlichkeit hat, war's das.«

Linda gibt nicht auf. »Aber sexy aussehen – das spielt doch eine Rolle? Was ist mit rückenfreien Tops und Minis und solchen Sachen?«

André zeigt sich geduldig. Wahrscheinlich ist er von Beruf Kindergärtner. Er sagt: »Wenn eine Frau einen Mann anspricht, wird sie in neunzig Prozent der Fälle Erfolg haben – weil Männer nicht nein sagen können. Man sieht immer wieder eher durchschnittlich aussehende Frauen, die von Männern umringt sind. Das liegt an ihrer Persönlichkeit. Frauen, die auf uns zugehen, empfinden wir nicht als plump oder aufdringlich, sondern als selbstbewußt.«

Das war *nicht* das, womit ich gerechnet hatte, aber es war das, was ich hören *wollte*.

»Aber was ist mit all den Tipps, die man dauernd in Frauenzeitschriften liest«, hakt Linda nach. »Ist das alles Unfug?«

»Wollen Sie wissen, worin das Geheimnis der Attraktivität besteht?« Wir drei Frauen sind ganz Ohr.

»Das Geheimnis der Attraktivität«, sagt er, »ist die Fähigkeit, jemanden in ein Gespräch zu verwickeln. Wenn Sie es schaffen, einen Mann in ein zweiminütiges Gespräch zu verwickeln, haben Sie ihn für sich gewonnen. Am erfolgreichsten sind Frauen, die die Kunst beherrschen, Männer anzusprechen. Das ist alles.«

Er lehnt sich zufrieden zurück.

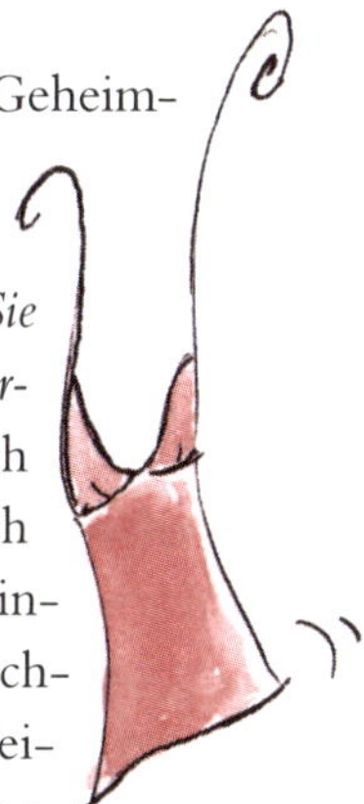

»Ich verrate Ihnen hier unsere größten Geheimnisse«, schmunzelt er und fährt fort: »Physische Anziehung ist gar nicht so wichtig. Worauf es ankommt, ist viel eher: *Sind Sie willens, sich mit einem Mann ernsthaft zu unterhalten?* Manche Frauen denken: ›Wenn ich ihm meine Intelligenz zeige, schüchtere ich ihn nur ein.‹ Das ist falsch. Wenn er sich einschüchtern läßt, ist er sowieso nicht der Richtige. Mir gefallen Frauen, die anderer Meinung sind als ich. Die Tatsache, daß sie eine eigene Meinung hat, macht eine Frau für mich attraktiv. Wir beißen nicht, wenn wir angesprochen werden!«

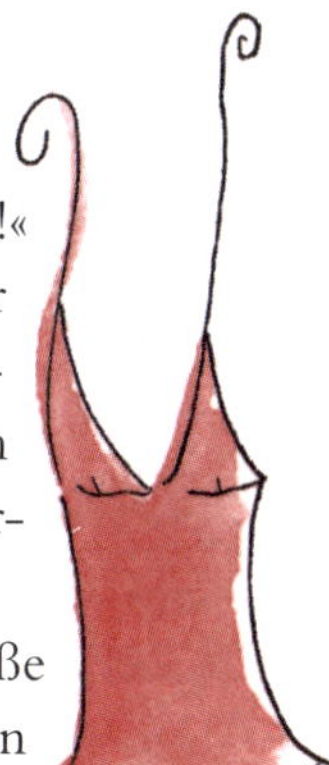

André ist sofort mein Held. Der Abend ist ein voller Erfolg, noch ehe diese legendäre Billie-Holiday-bevor-sie-Billie-Holiday-war überhaupt die Bühne betreten hat. Ich habe meine Antworten. Ich kann es kaum erwarten, die gute Nachricht in die Welt hinauszuposaunen.

Wir bedanken uns bei André, daß er uns das große Geheimnis verraten hat. Er erwidert bescheiden: »Gern geschehen. Aber ganz im Ernst, wenn Sie mir nicht glauben, fragen Sie die beiden Männer am Nebentisch. Sie werden Ihnen genau das gleiche sagen. Fragen Sie nur. *Sprechen Sie sie an.* Sie werden sehen.«

Ich? Madame Schüchtern? Die beiden ansprechen? Ich bestelle mir noch einen Cosmopolitan, trinke mir Mut an, und dann drehe ich mich zum Nebentisch um. Zwei Männer, die gleiche Frage. »Entschuldigen Sie. Wir Frauen wüßten gern ...« und so weiter. Ich zücke wieder den Stift, obwohl ich die Antwort schon kenne. Ich mache das Spielchen nur für André.

Wir haben uns noch gar nicht mit Namen vorgestellt, da platzt der Mann Nummer eins zur Linken schon heraus: »O ja, was eine Frau aus sich macht, ist *sehr* wichtig. Frauen sollten enge Sachen tragen, Sachen, die ihre Kurven nachzeichnen. Ein bißchen Freizügigkeit ist auch nicht schlecht. Haut zeigen. Neuerdings gibt es doch diese hauchdünnen Stoffe, die ganz eng auf der Haut anliegen und fast wie Haut aussehen, bloß *besser.*«

Mann Nummer zwei zur Rechten stimmt ihm zu: »Man muß die Figur erkennen können, man muß ein bißchen was sehen können. Am besten sind Kleider, die der Figur schmeicheln.« Ich frage die beiden, ob sie unter all den Kleidungsstücken, die eine Frau anziehen kann, Favoriten haben. »Klar. Diese rückenfreien Dinger, die wie ein Bikinioberteil aussehen, bloß aus einem anderen Material, das man abends zum Ausgehen anziehen kann. Bei Frauen, die so was anhaben, schaue ich garantiert drei- oder viermal hin.«

Ich bin wie betäubt, aber ich lasse nicht locker. »Sprechen Sie diese Frauen auch an?« frage ich Mann Nummer eins.

»Ansprechen? Nein«, sagt er. Dann denkt er noch mal nach und korrigiert sich: »Naja, vielleicht doch. Als Mann muß man ja einkalkulieren, daß man ein Dutzend Frauen ansprechen muß, um *einen* Treffer zu landen, sprich: eine, die sich unterhalten will.«

Mann Nummer zwei ist verheiratet. Weiß er noch, was seine Frau anhatte, als er sie kennengelernt hat? »*Na klar* weiß ich das noch. Sie hatte ein rückenfreies Batik-Top an, aber nicht diese billigen gedruckten Dinger, sondern echte handgemachte Batik.«

Ich frage seinen Freund, Mann Nummer eins, der verlobt ist, ob er sich noch erinnert, was seine Verlobte anhatte, als sie sich zum ersten Mal begegnet sind. »Und ob!« sagt er. »Eine Jogginghose und einen Regenmantel.«

Moment. Eine Jogginghose und einen *Regenmantel*?

Ich drehe mich wieder zu André und meinen Freundinnen um. Ich habe die Liste. Sexy Kleidungsstücke dominieren, rückenfreie Tops stehen ganz oben. Mir ist leicht übel, und daran sind nicht die Cosmopolitans schuld. Warum habe ich mich nicht einfach mit Andrés Antworten zufriedengegeben? Das war die Botschaft, die ich in die Welt hinaustragen wollte. »Auf die Persönlichkeit kommt es an! Hören Sie auf, sich so viele Sorgen um Ihr Outfit zu machen«, wollte ich allen Frauen der Welt mitteilen. »Seien Sie einfach nur Sie selbst. Die Männer mögen es am liebsten, wenn Sie einfach nur Sie selbst sind!«

Die Sängerin betritt die Bühne. Der Laden ist mittlerweile proppevoll. André hat nicht zu viel versprochen – ich gehe jede Wette ein, daß diese Sängerin nächste Woche als neuer Shooting Star in die *Late Night Show* von David Letterman eingeladen wird. Sie ist umwerfend! Ich höre ihr zu und genieße die Musik, aber im Grunde denke ich die ganze Zeit nur über Andrés »Gesprächs-Theorie« nach.

Mir fällt ein, daß ich einmal einen ganz wunderbaren Lover genau auf die Weise kennengelernt habe, die André beschrieb. Nur war mir das damals nicht bewußt. Ich lernte ihn auf einer Hochzeitsfeier kennen. Er sah phantastisch aus, war umwerfend sympathisch und – ein paar Jahre jünger als ich. Ich »verwickelte ihn in ein Gespräch«, vollkommen mühelos. Ich fand ihn anziehend, kein Zweifel, aber ich wäre nicht im Traum auf den Gedanken gekommen, mir Hoffnungen zu machen. Ich ging davon aus, daß er an einer Frau meines Alters sowieso kein Interesse hatte, und das machte die Sache zum Kinderspiel: Ich war ganz einfach ich selbst. Ich fragte ihn, woher er das Hochzeitspaar kenne, und von da an unterhielten wir uns den ganzen Nachmittag. Wir hörten gar nicht mehr auf, miteinander zu reden. Die Unterhaltung war der Beginn einer Liebesaffäre.

Wie auch immer, André hatte nicht nur recht, was die Sängerin anging, er hatte auch mit seiner »Gesprächs-Theorie« recht – zumindest in meinem Fall.

Ein paar Tage nach dem Abend in dem Jazzclub treffe ich Paul, jenen jungen Mann von der Hochzeitsfeier, zum Kaffee. Ich kann es kaum erwarten, ihm von Andrés Theorie zu erzählen, aber beschließe, ihm vorher die gleiche Frage zu stellen, die ich den drei Männern im Jazzclub gestellt habe: »Frauen … blablabla … wie denkst du darüber?«

Ich muß ihn nicht lange bitten, er fängt sofort an: »Die Frauen glauben, es wäre das Aussehen, was Männer auf sie neugierig macht. Junge Mädchen ziehen sich sexy und auffällig an und zeigen möglichst viel Haut. Das gehört zu diesem Alter. Erwachsene Frauen ziehen sich konservativer an, nicht mehr so freizügig.«

Paul ist, genau wie André und die beiden anderen Männer im Jazzclub, ganz heiß drauf, mir zu verraten, worauf es ankommt.

»Bei einer Frau, die alles zeigt, gibt es kein Geheimnis«, sagt er. »Wenn man dagegen eine Frau in einem Hosenanzug sieht, bleibt einiges der Phantasie überlassen. Man kann sich zum Beispiel ausmalen, wie spannend es wird, sobald sie die Brille abnimmt und die Haare löst. Das ist wie bei Clark Kent und Superman, verstehst du?«

»Aha«, sage ich, mache mir eifrig Notizen und bemühe mich um eine neutrale Reportermiene.

Er fährt fort. »Wir Männer spüren, daß unter der Oberfläche ein Geheimnis ist, das nur darauf wartet, enthüllt zu werden – die schöne, sinnliche Frau, die sich unter dem Businessanzug verbirgt. Wir wollen herausfinden, was unter der Oberfläche steckt. Deshalb ist es gar nicht nötig, uns alles offen auf dem Silbertablett zu servieren. Man muß uns nicht mit der Oberfläche beeindrucken, wir schauen sowieso dahinter.«

Er klärt mich auf: »Natürlich fährt jeder auf die jungen Mädchen mit den High heels und den Hot pants ab. Aber die meisten dieser hübschen jungen Mädchen haben noch keine Persönlichkeit, keine Reife. Bei einer erwachsenen Frau gibt es mehr Geheimnisse zu knacken. Da hast du mehr Puzzlestücke. Du kannst dich darauf verlassen, daß du anregende Gespräch mit ihr führen kannst, weil sie weiß, wer sie ist, und du kannst dich darauf verlassen, daß es mehr zu entdecken gibt. Das macht die Faszination einfach größer. Viele Männer mögen das.«

Ich muß an eine Situation vor ein paar Wochen denken, als ich mit einer Kundin vor ihrem Kleiderschrank stand und sie mir ein langweiliges, mausgraues Etuikleid mit langen Ärmeln vorführte, das vom Kinn bis zur Wade ihre ganze Figur verhüllte. Sie sagte: »Dieses Kleid mag mein Mann am liebsten. Es ist kaum zu glauben, aber er findet, daß ich darin wahnsinnig sexy aussehe.« Es *war* kaum zu glauben, aber jetzt ging mir plötzlich ein Licht auf.

Der **Spickzettel**

Ich glaube, jetzt habe ich die Antwort – dank dieser vier großzügigen Männer. Es gibt verschiedene Männertypen. Die einen wollen alles sehen, was die Polizei erlaubt. Die anderen wollen gerade nicht alles ausbuchstabiert bekommen, sondern ihre Phantasie benutzen und ein bißchen Detektiv spielen. Und dann gibt es noch die, die einfach mit einem anderen Menschen in

Kontakt kommen, Gedanken austauschen, Spaß haben wollen. Was wollen wir eigentlich mehr?

Eines steht jedenfalls fest: Sie brauchen weder Ihre Intelligenz zu verleugnen noch Ihre Persönlichkeit zu verbergen, und Sie brauchen schon gar nicht das legendäre sexy Outfit zu tragen, um auf einer Party oder einem Empfang die Bekanntschaft eines attraktiven Mannes zu machen – einfach ansprechen genügt.

Als Ihre Imageberaterin möchte ich Ihnen trotzdem noch ein paar Dinge mit auf den Weg geben, bevor Sie losziehen, um in einem Jazzclub, einem Café oder auf einer Vernissage die Bekanntschaft eines attraktiven Mannes zu machen. Lassen Sie uns rasch einen Blick in Ihren Schrank werfen. Ich will darin ein paar Glanzlichter sehen, mit denen Sie für Ihre abendlichen Flirtausflüge in die richtige Stimmung kommen. Noch einmal: Ziehen Sie sich so an, daß *Sie* sich wohl fühlen. Wenn das in einem rückenfreien Top der Fall ist, schön, aber es ist kein Muß. Ziehen Sie das an, wozu Sie Lust haben. Vielleicht zeigen Sie ein bißchen Haut. Vielleicht entscheiden Sie sich für eine eng sitzende Hose oder für einen anliegenden Pullover oder für einen Minirock. Perfekt. Ich will lediglich, daß Sie ein paar Kleidungsstücke oder Accessoires im Schrank haben, die für solche Abende reserviert sind und die Sie nicht zur Arbeit anziehen. Das hilft, eine Grenze zu ziehen.

Kleider, die wie **Prosecco** wirken

»Heute abend will ich mich amüsieren« könnte heißen, die Twillhose auszuziehen und dafür in eine fetzige Samthose mit Paisleymuster zu schlüpfen, die Sie mit einem enganliegenden Rolli oder – falls es dort, wo sie hingehen, heiß ist – mit einem ärmellosen Top kombinieren. Feiern, Spaß haben, dafür können Sie sich mit der passenden Kleidung in die richtige Stimmung versetzen. Das kann durch buntere, leuchtendere Farben geschehen – zum Beispiel ein sattes Orange, Fuchsie, ein knalliges Pink, ein strahlendes Türkis oder Zitronengelb anstelle des Grau und Dunkelblau, das Sie tagsüber in der Arbeit getragen haben. Bunte, leuchtende Farben sind spielerisch. Ist Ihnen eher danach, elegant und geheimnisvoll zu erscheinen, wählen Sie Schwarz. Oder fühlen Sie sich feminin, romantisch, verträumt? Dann greifen Sie zu blassen Rosa-, Pfirsich- und Apricottönen.

Ein anderes Mittel, sich in prickelnde Stimmung zu versetzen, sind glänzende Stoffe – zum Beispiel Kunstseide oder Taft, oder ein changierendes Material, das schillert, wenn Sie sich bewegen. Ziehen Sie eine perfekt sitzende Hose an, und dazu ein Oberteil, das mit Farbe, Muster oder Glanz auftrumpft – schon werden Sie sich fühlen, als hätten Sie ein Glas Prosecco getrunken. Hängen Sie das Businesskostüm in den Schrank. Holen Sie etwas mit Pailletten oder Metallicoptik heraus. Ein kleines Glanzlicht hebt die Partylaune.

Wechseln Sie auch Ihre Accessoires aus. Ziehen Sie Ihre »seriösen« Büroschuhe aus, und schlüpfen Sie beispielsweise in Riemchensandalen, die Ihre lackierten Fußnägel sehen lassen. Auch die Handtasche muß ausgewechselt werden. Haben Sie etwas weniger Wuchtiges als die Aktentasche oder den Shopper, in dem Sie Ihr halbes Büro durch die Gegend schleppen? Ein winziges Behältnis genügt – Ausweis, Lippenstift und etwas Bargeld, mehr brauchen Sie nicht. Nehmen Sie eine Kuverttasche oder ein Abendtäschchen, das eine interessante Form oder Farbe hat oder ein besonderes Material – geprägtes Leder, Wildleder, einen ausgefallenen Webstoff oder ein Patchworkmuster oder Zebrastreifen. Denken Sie auch an den Schmuck. Legen Sie Armreifen oder metallene Armketten an, die bei jeder Bewegung am Arm auf- und abgleiten. Tragen Sie Ohrschmuck mit Gehänge – zum Beispiel Tropfenperlen oder Jett-Perlen – irgend etwas, das sich bewegt, wenn Sie den Kopf schütteln. Das fängt den Blick Ihres

Gegenübers und sorgt für Kurzweil. Bewegung wirkt immer sexy, während Starres eher langweilig wirkt.

Geben Sie dem Abend eine **Chance**, ein **netter Abend** zu werden

Wenn Sie in den Spiegel schauen, sollten Sie sofort sehen, daß Sie vorhaben, sich zu amüsieren, und nicht, zur Arbeit zu gehen. Ich weiß, Arbeit kann auch Spaß machen – aber lassen Sie diesen Geisteszustand im Büro. Legen Sie einen anderen Gang ein, indem Sie Ihr Outfit mit anderen Elementen garnieren.

Vermeiden Sie nach Möglichkeit alles Unbequeme – Schuhe, die drücken, einen Rockbund, der zwickt, einen BH, der Sie einengt. Solche Unbillen erschweren es Ihnen nur unnötig, zu lächeln und »Sie selber« zu sein.

Informieren Sie sich über den Dresscode an dem Ort, wo Sie hingehen, damit Sie sich nicht den ganzen Abend in einer Ecke verkrümeln und nur darauf warten, endlich heimgehen zu dürfen, nur weil Sie nicht passend angezogen sind. Planen Sie Ihr Outfit im voraus, damit Sie an dem betreffenden Abend keinen Gedanken daran verschwenden müssen und sich ganz darauf konzentrieren können, präsent zu sein. Wenn Sie passend gekleidet sind, sind Sie entspannter und amüsieren sich besser.

Sie wollen wissen, was Männer schwach macht? Ich sage Ihnen das gleiche, was ich am Anfang gesagt habe, aber jetzt mit mehr Überzeugung und vor allem mit Rückendeckung durch Experten: Seien Sie Sie selbst. Verwickeln Sie einen Mann in ein zwangloses Gespräch, und warten Sie ab, was passiert. (Das habe ich von André gelernt.) Wenn Sie ein hochgeschlossenes Kostüm tragen und keinen Millimeter Haut zeigen, kann es sein, daß jemand von Ihrem Parfüm betört ist und alles tut, um Ihre Telefonnummer herauszubekommen. Machen Sie sich nicht zu viele Gedanken über sexy Outfits (erinnern Sie sich an die aphrodisierende Wirkung von Jogginghosen und Regenmänteln). Sie brauchen keine Angst zu haben, daß man Sie nicht bemerkt, wenn Sie nicht gleich alles zeigen, was Sie zu bieten haben. »Die Welt wäre langweilig, wenn wir alle gleich wären.« Wer hat das noch mal gesagt? Ach ja, meine Mutter. Womit sie wieder mal recht hatte.

Und jetzt gehen Sie aus – auf daß ein sympathischer Mann **schwach** wird!

Zaubern mit Modulen

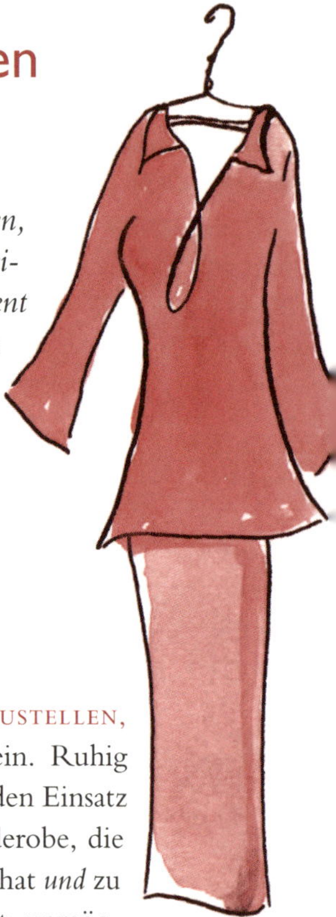

Ich habe einmal in einer Statistik gelesen, daß Frauen von dem, was in ihrem Kleiderschrank hängt, nur etwa zehn Prozent in Gebrauch haben. Als Modeberaterin mit fast zwanzigjähriger Berufspraxis erlaube ich mir die Behauptung, daß diese Zahl zu hochgegriffen ist.

Eine ganze Garderobe zusammenzustellen, kann ein furchterregendes Projekt sein. Ruhig Blut, Ladies – wie wäre es, wenn wir den Einsatz erhöhen? Wie wäre es mit einer Garderobe, die für jede Lebenslage das Passende parat hat *und* zu hundert Prozent funktioniert? Klingt unmöglich? Sie denken: »Ich habe ja noch nicht einmal eine funktionierende Unterwäscheschublade; wie soll ich zu einer ganzen Garderobe kommen, die hundertprozentig funktioniert?«

Ich habe einmal in einer Statistik gelesen, daß Frauen von dem, was in ihrem Kleiderschrank hängt, nur etwa zehn Prozent in Gebrauch haben. Als Modeberaterin mit fast zwanzigjähriger Berufspraxis erlaube ich mir die Behauptung, daß diese Zahl zu hochgegriffen ist. Viel zu hoch. Meiner Erfahrung nach trägt die Durchschnittsfrau deutlich weniger als zehn Prozent von dem, was sie im Schrank hat. Wenn die Statistik so weit unten ist, kann es eigentlich nur aufwärts gehen. Stecken wir uns ein ehrgeiziges Ziel. Was halten Sie davon, wenn wir volle hundert Prozent anstreben, nicht einen Punkt weniger? Es ist machbar, meine Damen, glauben Sie mir! Setzen Sie es sich zum Ziel – ich helfe Ihnen, es zu erreichen. Ich werde Sie in das Geheimnis der Module einweihen. Wenn Sie den Trick mit den Modulen beherrschen, können Sie nach den Sternen greifen.

Eine ganze Garderobe läßt sich nicht an einem Tag aufbauen. Zuerst kommt die mentale Vorbereitung – falls Sie mit einer Bestandsaufnahme beginnen müssen, kann das ein paar Wochen in Anspruch nehmen. Denken Sie an Ihr erstes Unisemester zurück. Um eine brillante Hausarbeit zu schreiben, müssen Sie erst einmal ausführlich recherchieren. Um eine fabelhafte Garderobe aufzubauen, müssen Sie ebenfalls zuerst Ihre Recherchen machen. Sobald Sie mit den Recherchen fertig sind, sehen Sie Ihre Notizen durch, entwerfen eine Gliederung und machen sich dann an das eigentliche Schreiben. Zum Schluß reichen Sie die Arbeit ein und holen sich eine Note Eins. Je mehr Mühe Sie in die Recherche stecken, in unserem Fall: in die Erforschung Ihrer Wünsche und Ziele in Sachen Kleidung, desto leichter geht Ihnen das eigentliche Schreiben von der Hand – in unserem Fall: das Zusammenstellen Ihrer Garderobe. Denken Sie an unser ehrgeiziges Ziel: Wir wollen nicht *irgendeine* Hausarbeit abgeben, wir wollen eine Note Eins. Wir streben nicht irgendeine Garderobe an, wir streben eine hundertprozentig funktionstüchtige Garderobe an. Ich möchte Sie in einem mannshohen Spiegel sehen und mit einem triumphierenden Lächeln sagen hören: »Ich habe eine Eins-A-Garderobe!«

Weniger ist **mehr**

Ein Trick, um zu dieser Eins-A-Garderobe zu kommen, ist das Arbeiten mit Modulen. Um bei unserem Beispiel zu bleiben: Ein

Modul ist vergleichbar mit einem Abschnitt in Ihrer Semesterarbeit. Der Abschnitt ist nur ein Teil des Ganzen, aber je besser er ausgearbeitet ist, desto runder wird die ganze Arbeit – oder das ganze Outfit. Ein Modul besteht aus mehreren Einzelstücken, bildet aber eine in sich geschlossene Einheit. Wenn Sie Ihre Garderobe in Module aufteilen und die Module kombinieren, maximieren Sie den Nutzen Ihrer Garderobe und kommen binnen kürzester Zeit zu einem Kleiderschrank, der für jede Lebenslage das Passende bereit hält. Denken Sie beim Erstellen von Modulen in den Kategorien knapp, prägnant, effizient. Sie werden sehen, wie einfach es ist. Ich helfe Ihnen, den Anfang zu machen, indem ich Ihnen eine Reihe von Modulen für die verschiedenen Bereiche Ihres Lebens vorschlage. Entscheiden Sie selbst, welche Sie davon brauchen können. Sobald Sie Ihre persönliche Sammlung von Modulen im Schrank haben, können Sie damit frei improvisieren.

Modedesigner entwerfen ihre Kollektion für eine bestimmte Saison in Modulen. Sie entwerfen lauter Einzelstücke, die sich zu Ensembles kombinieren lassen – zum Beispiel eine Serie von Hosen, Röcken, Blazern, die in verschiedenen Kombinationen zusammenpassen und lauter unterschiedliche Kostüme oder Hosenanzüge ergeben. Oft werden die Hosen, Röcke und Jacken in mehreren verschiedenen Stilen und Schnitten angeboten, um ein breiteres Marktsegment abzudecken – es soll für jeden Geschmack etwas dabei sein. Die Sachen sollen Ihnen gefallen und Ihnen passen (auch wenn Sie daran manchmal zweifeln). Vergessen Sie nicht, daß Sie die Freiheit haben, wegzugehen und sich andere Kollektionen anzusehen, so lange, bis Sie die eine gefunden haben, die Ihrem Geschmack, Ihrer Figur und Ihrem Portemonnaie zusagt.

Passend zu den Ensembles bietet der Designer in seiner Kollektion meist eine Vielfalt von Tops, Blusen und Pullovern an, die sich zu den verschiedenen Kombinationen von Hosen, Röcken und Jacken tragen lassen. Sie können zwischen einfarbig und gemustert wählen. Und Sie können zwischen eher klassischen und eher modischen Teilen wählen. Ein Designer hat vielleicht vorwiegend klassische »Basics« in seiner Kollektion, bietet aber zusätzlich ein »modisches« Jackett dazu an, das Ihr Outfit trendiger, überraschender, einprägsamer macht.

Lassen Sie mich diesen Punkt ein bißchen ausführlicher erläutern. »Basics« sind die Stücke, die am einfachsten mit anderen zu kombinieren sind. Sie verzichten großenteils auf eigenwillige Details, so daß sie sich durch minimale Zutaten in Richtung elegant oder in Richtung leger abwandeln lassen. Sie sind weniger einprägsam. Ein schlichtes schwarzes Kostüm können Sie mit unterschiedlichen Tops zwei- oder dreimal innerhalb einer Woche tragen, ohne daß das Kostüm selbst irgend jemandem in Erinnerung bleibt.

Solche unscheinbaren Kleidungsstücke maximieren den Nutzen Ihrer Garderobe. Wenn Sie lauter Jacken in auffälligen Mustern und bunten Farben tragen, wird jede einzelne davon Ihren Mitmenschen im Gedächtnis bleiben. Eine Schößchenjacke mit Ananasmuster können Sie nicht ohne Wiedererkennungseffekt am Dienstag und dann noch mal am Freitag tragen.

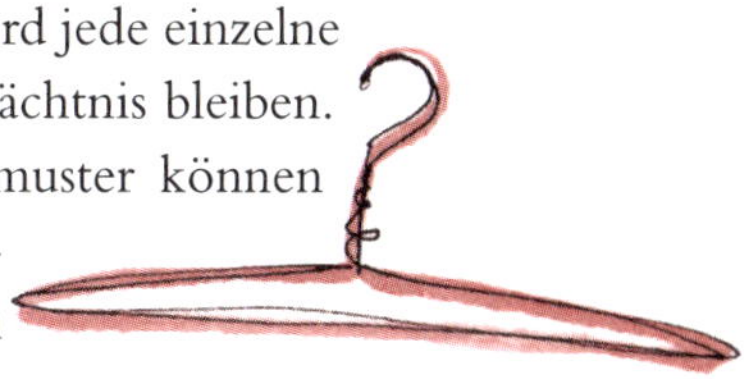

Wenn Sie ein Fan von ausgefallenen Kleidungsstücken sind, sollten Sie sich darauf einstellen, daß Sie eine größere Zahl und eine reichere Auswahl im Schrank haben müssen. Sie werden eine Menge Abwechslung brauchen, um sich bei Laune zu halten. Das Auge reagiert entspannter auf eine Umgebung von simplen Schnitten, zurückhaltenden Mustern und neutralen Farben als auf Kleider mit außergewöhnlichen Details, auffälligen Mustern und lauten Farben. Leute, die den Ruf haben, mit einer sparsamen Garderobe auszukommen und trotzdem immer auszusehen, als hätten sie Unmengen phantastischer Outfits im Schrank, kennen den Trick: Sie investieren in neutrale Farben, Einfarbiges und schlichte Schnitte, und schaffen Vielfalt durch die Wahl der Accessoires – Schals und Tücher, Schuhe und Handtaschen in tausenderlei Mustern und Farben. So lenken sie unser Interesse auf die Accessoires, nicht auf die Kleider selbst.

Kaum jemand kauft sich jede Saison eine komplette neue Garderobe. Wir bauen unsere Garderobe im Lauf der Zeit auf und verändern immer nur Teile davon. In unserem Schrank gibt es Stücke aus dem letzten oder vorletzten Jahr, die noch blendend in Schuß und uns ans Herz gewachsen sind, aber die wir trotzdem nie anziehen. Diese Stücke will ich in Ihrem Schrank ausfindig machen und durch neue Zutaten wieder zum Leben erwecken.

Hier ist die Geschichte, wie eine angehende Stilberaterin dieses Konzept entdeckte. Mein erstes Aha-Erlebnis mit dem simpelsten aller Module hatte ich, als ich siebzehn war. Meine Mutter saß wochenlang im Keller an der Nähmaschine, um aus einem schwarzweißkarierten Wollmantel, den sie selber in den Fünfzigern getragen hatte, einen knielangen Mantel für mich zu schneidern. Als er fertig war und ich ihn anprobierte, war mir sofort klar, daß ich bei meiner geliebten braunen Cordjacke bleiben würde. Aber dann kam Weihnachten, und meine Mutter schenkte mir einen langen Mohairschal und passende Handschuhe in Zitronengelb. Dieses Gelb gab dem langweiligen Mantel eine völlig andere Note. Von da an trug ich ihn tagein, tagaus, bis der Schnee schmolz. Ich glaube, ich habe ihn drei Winter hintereinander getragen und hätte ihn noch weitere drei Winter getragen, wenn ich nicht nach Südkalifornien gezogen wäre, wo es keinen Schnee gibt. Dieser Mantel bildete zusammen mit dem Schal und den Handschuhen ein Modul, in dem ich gut aussah *und* mich wunderbar fühlte. Wenn Sie Näheres dazu wissen wollen, wie man um Mäntel und Jacken Module baut, lesen Sie weiter unten den Abschnitt über das Oberbekleidungs-Modul.

Eine Gelegenheit, bei der Sie sicherlich auch schon einmal mit Modulen gearbeitet haben, ist das Kofferpacken für eine Reise. Bei der Zusammenstellung einer Reisegarderobe will man die Zahl der Kleidungsstücke auf ein Minimum reduzieren und trotzdem genug dabei haben, um gut angezogen zu sein und nicht jeden Tag das gleiche zu tragen. Sie fangen vielleicht mit einer Hose an, nehmen drei verschiedene Oberteile dazu, eine Reihe verschiedener Accessoires, ein Paar Schuhe, und damit kommen Sie eineinhalb oder zwei Wochen aus. Sie schaffen Abwechslung, indem Sie die Oberteile und Accessoires austauschen. In diesem Beispiel ist die Hose der kleinste gemeinsame Nenner des Moduls, der Grundbaustein, um den herum Sie Ihre Outfits kreieren.

Sehen Sie sich die Module an, die ich für Sie zusammengestellt habe. Probieren Sie sie aus. Und überlegen Sie dann, wie Sie in *Ihrer* Garderobe Module einsetzen können.

Das Jeans-Modul. Fangen Sie mit einer bequemen, perfekt sitzenden Jeans an. Nehmen Sie einen Stiefel oder Loafer und einen Gürtel in derselben Farbe und Machart dazu (glatter Gürtel/glatte Schuhe, strukturierter Gürtel/strukturierte Stiefel). Nehmen Sie einen Rollkragenpulli in einer neutralen Farbe dazu (vielleicht in der gleichen Farbe wie die Schuhe), variieren Sie ihn mit einem farbigen T-Shirt und einer einfarbigen Bluse, die Sie sowohl in die Hose gesteckt wie außen drüber tragen können. Suchen Sie jetzt noch eine passende Jacke – eine vielseitige Variante wäre zum Beispiel eine Lederjacke. Mit einer Lederjacke werten Sie die sportiven Jeans-Oberteil-Kombinationen auf und sind damit für mehr Gelegenheiten gewappnet als etwa mit einer karierten Holzfällerjacke. Die Jacke sollte in jedem Fall zu sämtlichen Oberteilen passen, für die Sie sich entschieden haben. Fertig – schon haben Sie Ihr Jeans-Modul! Wenn Sie noch eine legere Variante dazuhaben wollen, fügen Sie einen robusteren Schuh mit passendem Gürtel hinzu. Damit erhöhen Sie die Einsatzmöglichkeiten Ihres Moduls noch einmal um etliche Prozentpunkte. Dazu paßt dann auch wieder die Holzfällerjacke.

Das klassische Büro-Modul. Für dieses Modul werden Sie Verwendung haben, wenn Sie in der Arbeit üblicherweise Kostüm oder Hosenanzug tragen. Kaufen Sie sich eine Dreierkombination – Rock, Hose, Jackett. Wählen Sie eine schlichte Ausführung mit sparsamen oder gar keinen Details, dann haben Sie länger etwas davon. Kaufen Sie diese Basics in bester Qualität. Falls Sie kein Rocktyp sind, lassen Sie den Rock weg. Sind Sie umgekehrt kein Hosentyp, lassen Sie die Hose weg. Wenn Sie beides gern tragen, kaufen Sie beides. Zu diesen drei Basics kaufen Sie drei Oberteile. Zum Beispiel eine neutrale Bluse, eine gemusterte Bluse und etwas Farbiges aus Strick. Alle drei Oberteile müssen gleich gut zu dem Kostüm oder Anzug passen. Fertig ist Ihr Büro-Modul. Eine Französin kauft sich zwei gute Kostüme pro Jahr, die sie endlos trägt. Das ist es, was man mit guten Kleidern macht: Man trägt sie, bis sie auseinanderfallen. Ihr Büro-Modul wird bis zum Umfallen für Sie arbeiten, seien Sie also bei der Anschaffung der Basics nicht knauserig.

Denken Sie auch an die Zukunft. Sie können Ihr Kostüm oder Ihren Hosenanzug auch nächstes und vielleicht übernächstes Jahr noch tragen, wenn Sie einfach nur die Tops erneuern. Eine Bluse bekommt schnell einmal einen Fleck oder verliert durch das häufige Waschen an Glanz, also ersetzen Sie sie jede Saison. Vielleicht haben Sie im ersten Jahr, in dem Sie die Dreierkombination trugen, ein Faible für neutrale Farben, und im folgenden

Jahr haben Sie Lust auf bunte Farben, oder vielleicht auf Muster. Oder Sie mögen nur noch Stricks und tragen gar keine Blusen mehr. Eine solche Dreierkombination kann mehrere Reinkarnationen hintereinander erleben. Und wenn Sie noch mit verschiedenen Tüchern und Halsketten arbeiten, kommen noch ein paar weitere Leben dazu.

Das legere Büro-Modul. Wenn an Ihrem Arbeitsplatz eher Jeans oder Freizeithosen vorherrschen, ist das Ihr Ausgangspunkt. Fangen Sie mit einer erstklassig sitzenden Hose an. Wählen Sie dazu eine Strickjacke, ein Cardigan-Jackett, ein T-Shirt (das sich sowohl unter dem Jackett als auch unter der Strickjacke tragen läßt), und eine Bluse (die sich ebenfalls unter beidem tragen läßt).

Das Dessous-Modul. Der Morgenmantel spielt bei Ihrem Dessous-Modul die gleiche Rolle wie das Jackett bei einem Hosenanzug oder Kostüm. Suchen Sie alles, was Sie unter ihm tragen, so aus, daß es zu dem Morgenmantel paßt. Angenommen, der Morgenmantel ist ein knielanger Kimono: Hier sind ein paar Teile, die darunter passen würden:

- ein Spitzen-Body
- eine seidene Pyjamahose mit einem hübschen BH-Hemdchen oder Bustier
- ein seidenes Unterkleid (das Sie tagsüber unter Röcke und Kleider anziehen können)
- ein sportlicher Body
- ein String-Tanga

Dann ergänzen Sie das Ganze durch ein Paar unwiderstehlicher Mules, mit Sabrina- oder mit Keilabsatz, vielleicht mit einem süßen Marabufedernbesatz – die sind bequem zum Reinschlüpfen und passen zu jeder der genannten Kombinationen. Fertig ist Ihr Dessous-Modul.

Das Oberbekleidungs-Modul. Ihre Mäntel, Jacken, Capes und

Anoraks bekommen bestimmt mehr Menschen zu sehen als Ihre Unterwäsche. Nehmen Sie sich Ihren Mantel vor und schmücken Sie ihn mit Accessoires. Achten Sie darauf, daß Ihre Schuhe und Ihre Handtasche zum Mantel passen, damit Ihr Straßen-Outfit aus einem Guß ist. Im Winter sieht Ihr Publikum nicht nur Schuhe, Mantel und Handtasche, sondern auch Ihre Mütze, Ihren Schal und Ihre Handschuhe. Sorgen Sie dafür, daß alles fein aufeinander abgestimmt ist, sowohl hinsichtlich der Farben als auch in den Materialien.

Wenn Sie Ihr Straßen-Outfit zusammenstellen, denken Sie auch an den Regenschirm und die Regenstiefel. Beides werden Sie benutzen, soviel ist sicher. Also kaufen Sie den Schirm und die Stiefel in Farben, die zu Ihren Mänteln und Jacken passen. Wenn Sie ein Paar phantastischer Winterstiefel haben und sich dieses Jahr einen neuen Mantel anschaffen, nehmen Sie die Stiefel mit in die Umkleidekabine und suchen Sie sich einen Mantel aus, der zu den tollen Stiefeln phantastisch aussieht.

Das Accessoire-Modul. Haben Sie eine Halskette, die Sie nie tragen, obwohl Sie sie heiß und innig lieben – nur weil Sie keine passenden Ohrringe dazu haben? Haben Sie einen tollen Gürtel, den Sie nie tragen, weil Sie jedesmal, wenn Sie ihn umschnallen, vor dem Schuhschrank ratlos werden? Nehmen Sie sich einen Moment Zeit und suchen Sie unter Ihren Accessoires die Preziosen heraus, die Sie lieben und trotzdem nie tragen. Ich gehe jede Wette ein, daß in Ihrem Schrank eine Menge schlummernde Outfits nur darauf warten, angezogen zu werden – wenn Sie sie nur endlich mit den richtigen Accessoires komplettieren würden.

Eine meiner Routineübungen, wenn ich mit einer Kundin vor Ihrem Kleiderschrank stehe, sieht folgendermaßen aus: Wir gehen ihren Schmuck durch, ihre Schals, ihre Gürtel, ihre Schuhe, ihre Handtaschen. Wir halten Ausschau nach Accessoire-Lücken, die nur ausgefüllt zu werden bräuchten, um ein Accessoire-Modul zu komplettieren und damit eine Menge ungetragener Outfits zum Leben zu erwecken. Angela hatte eine schöne, mehrreihige, lachsfarbene Perlenkette, aber keine passenden Ohrringe dazu, also blieb die Halskette unbenutzt. Als sie Ohrringe mit einer Perle in einer ähnlichen Farbe und Größe fand, wurde die Kette ihr Lieblingsstück, das sie ununterbrochen trug. Cathy hatte ein breites Goldarmband mit großen Gliedern, in die facettierte Topase eingelassen waren. Wir fanden nichts mit den gleichen Topasen, aber wir fanden Goldohrringe, die die gleiche Patina wie das Armband hatten (ein antikes Stück) und wunderbar dazu paßten. Bei Schmuck geben Sie am besten dem Hauptstück die Rolle des Ehrengastes; alle anderen Stücke sollten lediglich ein Element des Hauptstückes wiederholen (Farbe, Material), dürfen es aber nie übertönen.

Mary hatte einen indianischen Muschelgürtel, den sie gern trug, aber keine dazu passenden Ohrringe. Wir lösten zwei Muscheln aus dem Gürtel heraus (sie hatten die Größe von Zwei-Cent-Stücken) und ließen daraus Ohrringe für sie anfertigen – fertig war ein harmonisches Set. Komplettieren Sie das, was Sie haben. Der Anteil Ihrer Garderobe, den Sie in Gebrauch haben, wird im Handumdrehen um einige Outfits reicher sein. Ihre Kleider freuen sich über diese Aufwertung und Ihre Garderobe wird Ihnen frisch, bunt und wie neu vorkommen.

Das Festtags-Modul. Die Frage, was Sie zum Weihnachtsfest anziehen, ist vermutlich das letzte, wofür Sie im Vorweihnachtsstreß Zeit und Nerven aufwenden wollen. Planen Sie deshalb im voraus. Halten Sie schon im Sommer die Augen nach den unerläßlichen Kernstücken auf – ein schickes Paar Schuhe, ein Abendtäschchen, interessante Ohrringe, eine edle Stola, die zusammen ein glänzendes Festtags-Modul abgeben. Dann brauchen Sie an den Feiertagen dieses Modul nur noch zu kombinieren, zum Beispiel mit Ihrer eleganten Hose und Ihrem Lamé-

Pullover oder mit Ihrem »kleinen Schwarzen« oder mit Ihrem Abendanzug – vielleicht sogar mit Ihrem Businessanzug, falls er schlicht genug ist, um sich mit Hilfe der Accessoires als Abendanzug tarnen zu lassen.

Das Schuhe-Handtasche-Gürtel-Modul. Egal, für welchen Stil Sie sich entscheiden – leger oder elegant –, sorgen Sie dafür, daß Schuhe, Gürtel und Handtasche miteinander kompatibel sind. Wenn die drei Teile aufeinander abgestimmt sind, stellt dieses Modul in Ihrem Outfit mit Leichtigkeit eine »Verbindung« her, während es ebenso leicht alles »auseinanderfallen« läßt, wenn die Harmonie der Teile gestört ist. Dieses Modul kann die Wunderwaffe Ihrer Garderobe sein, mit der Sie Kleidungsstücke zusammenbringen können, die sich ansonsten fremd sind. Eine olivgrüne Hose und ein senfgelbes Top vertragen sich, wenn man sie mit einem Schuhe-Gürtel-Handtaschen-Modul in Dunkelbraun oder Schwarz kombiniert.

Achten Sie darauf, was Sie davon abhält, Kleidungsstücke, die Ihnen eigentlich gefallen, auch zu tragen. Wenn Sie einen Rock mit einer passenden Bluse anziehen und dann nicht weiterkommen, weil Sie keine geeigneten Schuhe dazu haben, setzen Sie diese Schuhe sofort auf Ihre Einkaufsliste. Wenn Ihr Kleiderschrank voller Fragmente ist, dürfen Sie sich nicht wundern, wenn vieles ungetragen bleibt. Bauen Sie aus diesen Fragmenten Module, und der Anteil Ihrer Garderobe, den Sie wirklich nutzen, wird im Nu doppelt und dreimal so groß sein.

Und wenn in Ihrer Garderobe so große Lücken klaffen, daß sie sich partout durch nichts füllen lassen, werden wir shoppen gehen und ein Modul kaufen, das Ihnen hilft, einen Anfang zu machen, einverstanden?

Nehmen Sie Maß

In der Mode regiert die Illusion. Es spielt keine Rolle, wie Ihr Körper wirklich gebaut ist. Die wenigsten Leute sehen Sie nackt, deshalb können Sie wohlproportioniert erscheinen, selbst wenn Sie es von Natur aus nicht sind.

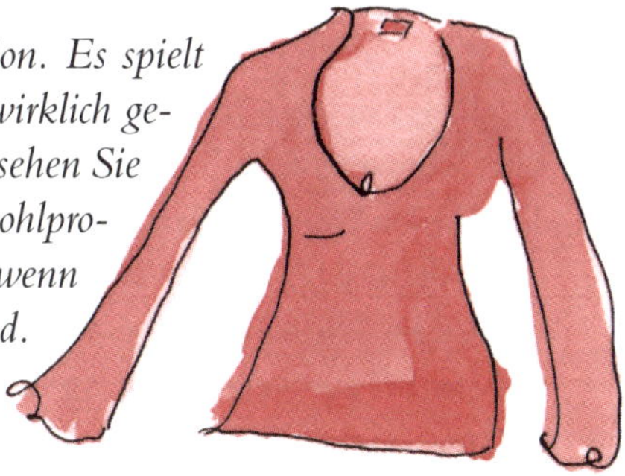

WILLKOMMEN IM CRASH-KURS: »WIE MACHE ICH DAS BESTE AUS MEINER FIGUR?« Wir haben ein umfangreiches Programm für den heutigen Abend. Darf ich um Ihre Aufmerksamkeit bitten, auch da hinten in der letzten Reihe! Susie, würden Sie bitte aufhören zu tuscheln und mir Ihr Ohr leihen? Wie ich sehe, haben wir heute auch ein paar Sechzehnjährige unter uns. Das ist gut so. Je früher Sie sich dieses Wissen aneignen, um so besser. Es wird Ihnen unnötige Qualen in der Umkleidekabine ersparen. Heute werden wir über Proportionen, Illusionen und Intimzonen sprechen. Kichern Sie nicht.

Unsere Körper sind nicht alle gleich erschaffen. Nach der heutigen Lektion werden Sie die Antworten auf Fragen kennen wie: »Warum sieht ein kurzer Rock bei mir nicht gut aus?« oder: »In meinem Schrank habe ich Jacken in sieben verschiedenen Schnittvarianten, aber ich trage immer die gleichen. Woran liegt das?«

Ein Körper ist an manchen Stellen lang, an manchen kurz, an manchen rund, an manchen gerade. Wenn Sie die Physiologie Ihres Körpers verstehen, werden Sie nur noch halb so lange brauchen, um die Dinge zu finden, die Ihnen stehen. Ich bitte um Ihre Handzeichen: Wem von Ihnen würde es gefallen, beim Shoppen nur noch halb so viele Sachen anprobieren zu müssen? Aha, ausnahmslos allen. Eine eindrucksvolle Mehrheit! Gut, dann lassen Sie uns anfangen.

Für die erste Übung möchte ich Sie bitten, sich eine Partnerin zu suchen. Ich habe Ihnen Maßbänder mitgebracht, mit denen wir Ihre Figur vermessen werden. Bei dieser Übung gilt ein ehernes Gesetz: Es ist unter Androhung empfindlichster Strafen **verboten**, irgendeinen **Umfang** zu messen – etwa den Hüftumfang, die Taillenweite oder die Oberweite. Es geht hier ausschließlich um Proportionen. Das meine ich ernst. Verstöße gegen dieses Gesetz werden von mir strengstens geahndet!

Als erstes sollen Sie das Gesicht Ihrer Partnerin vermessen. Genauer gesagt, den Abstand zwischen dem oberen Stirnrand und der Unterkante des Kinns (des ersten Kinns im Zweifelsfall). Falls Ihre Partnerin eine Frisur hat, die weit über die Stirn hinausragt, gehen Sie mit dem Maßband ein Stück über den Haaransatz hinaus. Notieren Sie die Zahl.

Jetzt nehmen Sie das Maßband und messen die Schulterbreite Ihrer Partnerin. Messen Sie von einem Schultergelenk zum anderen. Wenn Sie nicht genau wissen, wo das Gelenk sitzt, bitten Sie Ihre Partnerin, den Arm ein bißchen zu bewegen. Das Gelenk ist die knochige Stelle an der Außenseite der Schulter. Notieren Sie auch diese Zahl.

Sehen Sie sich jetzt die beiden Zahlen an. Multiplizieren Sie das Gesichtsmaß mit zwei. Wenn die Gesichtshöhe 19 Zentimeter war, sollte die Schulterbreite ungefähr 38 Zentimeter sein. Stimmt das Verhältnis? Haben Sie daran gedacht, die Höhe der

Frisur zu berücksichtigen? Manchmal tragen Frauen mit breiteren Schultern instinktiv die Haare etwas höher, um die Proportion zwischen Gesicht und Schultern harmonischer erscheinen zu lassen.

Gibt es irgendwelche Fragen? Ja, bitte, Cynthia.

»Das Gesicht meiner Partnerin ist 20 Zentimeter hoch, aber ihre Schultern sind nur 33 Zentimeter breit.«

Nichts, was man nicht lösen könnte. Wenn die doppelte Gesichtshöhe die Schulterbreite ein bißchen überschreitet, heißt das nur, daß ihr vielleicht zu raten wäre, Sachen mit Schulterpolstern zu tragen, die die Schulterlinie optisch verbreitern, um ein Gegengewicht zu ihrem relativ hohen Gesicht zu setzen. In der Mode regiert die Illusion. Es spielt keine Rolle, wie Ihr Körper wirklich gebaut ist. Die wenigsten Leute sehen Sie nackt, deshalb können Sie wohlproportioniert erscheinen, selbst wenn Sie es von Natur aus nicht sind. Mir kommt es heute nur darauf an, Ihnen allen klar zu machen, daß Ihre Figur wunderbar ist, egal wie Sie gebaut sind. Wenn sich bei der Vermessung Ihrer Proportionen Diskrepanzen ergeben, so sind wir heute hier, um herauszufinden, wie wir durch die passenden Details einen Ausgleich schaffen können, damit Ihr Körper sich in Kleidern rundum wohl fühlt. Noch irgendwelche Fragen? Margaret?

»Ellens Schultern sind nicht viel schmaler als die doppelte Gesichtshöhe, aber sie hängen ein bißchen. Wie geht man damit um?«

Ausgezeichnete Frage. Eine abfallende Schulterlinie läßt sich ohne weiteres durch Schulterpolster ausgleichen. Dafür genügt ein relativ kleines Polster, weil man ja die Schultern nicht verbreitern, sondern lediglich die Schulterlinie an der Außenseite optisch anheben will. Eine gerade Schulterlinie ist wichtig, weil sie Sie jünger und fitter wirken läßt. Das ist so ähnlich wie mit den Augenbrauen. Wenn sich Ihre Augenbrauen mit den Jahren ausdünnen, wirkt Ihr Gesicht älter und schlaffer. Kaum gibt man den Augenbrauen wieder Kontur, bekommt das Gesicht einen Rahmen und sieht jünger und frischer aus. Aber zurück zu den Proportionen.

Die vier Zimmer

Bitten Sie jetzt Ihre Partnerin, die Schuhe auszuziehen. Wenn sie ein Jackett anhat, soll sie es ebenfalls ausziehen, damit Sie ihre Figur besser erkennen können. Wir werden jetzt vier verschiedene Maße nehmen, aus denen wir Rückschlüsse auf die Proportionen ziehen können.

Als erstes messen wir den Abstand vom Haaransatz bis zur Brustmitte. Halten Sie bitte das Maßband wieder an den oberen Rand der Stirn. Lassen Sie es vor der Brust Ihrer Partnerin senkrecht herunterbaumeln. Jetzt bitten Sie sie, einen Arm zu heben. Suchen Sie die Stelle unter der Achsel, an der die Oberkante des BHs sitzt. Wenn Ihre Partnerin keinen BH trägt, suchen Sie die Stelle, an der die Ärmelnaht einer Bluse sitzen würde. Von dieser Stelle aus gehen Sie jetzt mit dem Finger waagrecht herüber bis zum Maßband. Schauen Sie, welche Zahl da steht, und notieren Sie sie.

Das nächste Maß ist der Abstand von der Achsel bis zum Beinansatz. Legen Sie das Maßband an die Stelle unter der Achsel, die wir gerade gefunden haben, und messen Sie bis zum Beinansatz. Bitten Sie dazu Ihre Partnerin, das Knie hochzuheben, und ertasten Sie ihr Hüftgelenk – der Beinansatz ist da, wo das Hüftgelenk sitzt. Schreiben Sie die Zahl unter die andere.

Dann messen Sie vom Beinansatz bis zum Knie und notieren wieder die Zahl.

Anschließend messen Sie vom Knie bis zum Fußboden und schreiben die Zahl auf.

Jetzt haben Sie vier Zahlen untereinander stehen. Die Zahlen selber interessieren uns nicht, nur die Differenzen zwischen diesen Zahlen. Wo gibt es Abweichungen nach oben oder nach unten? Wenn die Zahlen alle etwa gleich sind, plus minus zwei bis drei Zentimeter, dann hat Ihre Partnerin einen wohlproportionierten Körper und hält sich vermutlich nie lange in der Umkleidekabine auf. Von diesen Körpern gibt es allerdings nur sehr wenige auf der Welt, also rechnen Sie bitte nicht damit, hier in diesem Raum einem zu begegnen. Normalerweise gibt es Diskrepanzen zwischen den Zahlen. Je mehr Diskrepanzen, desto mehr werden wir mit der Kunst der Illusion arbeiten, um die Proportionen auszugleichen.

Ok, ich sehe lauter fragende Gesichter. Ich werde es ein wenig anschaulicher für Sie machen. Stellen Sie sich diese vier Zonen des Körpers wie Zimmer in einem Haus vor. Wenn Sie in Ihrem Haus ein besonders großes Zimmer haben, werden Sie dort Ihr Klavier aufstellen oder Ihre wertvolle Sammlung antiker Schaukelpferdchen. Wenn Sie ein Zimmer haben, das besonders klein ist oder zumindest deutlich kleiner als die anderen, werden Sie nicht ausgerechnet dort Ihre fünf Fitnessgeräte aufbauen. Ich vermute eher, Sie werden dieses Zimmer möglichst sparsam und unauffällig möblieren, um nicht mehr Aufmerksamkeit als nötig dorthin zu lenken.

Mit dem Körper ist es genauso. Lenken Sie die Aufmerksamkeit auf die größeren Zimmer. Wenn bei Ihnen das erste Zimmer das größte ist – das Maß vom Haaransatz bis zur Brustmitte –, sollten Sie diesen Raum nutzen, um Ihre spektakuläre Schmucksammlung zu präsentieren. Vielleicht hat die eine oder andere von Ihnen einmal ein Ganzkörperporträt von Elizabeth Taylor gesehen; dann ist Ihnen sicher aufgefallen, daß bei ihr dieses Zimmer das größte ist. Ihre Statur ist insgesamt ziemlich klein, aber der Abstand zwischen Stirn und Brust ist bei ihr deutlich größer als die anderen drei Zonen. Zu ihrem Glück besitzt sie mehr Schmuck als Bill Gates Microsoft-Aktien, denn ihre Brust ist der ideale Platz, um ihn auszustellen. Kennen Sie die Maklerweisheit, daß es bei Immobilien auf drei Dinge ankommt – die Lage, die Lage und die Lage? Elizabeth Taylor weiß, was eine Toplage ist.

Sehen Sie sich diese erste Zahl mit Ihrer Partnerin an. Wenn Sie dort eher beengte Verhältnisse haben, können Sie durch folgende Tricks einen Ausgleich schaffen:

- Tragen Sie eine einreihige Halskette, die über die Brustmitte hinunterhängt. Das schafft eine vertikale Linie, die diese Zone optisch verlängert.
- Tragen Sie Schals offen, ohne sie zu verknoten oder mehrmals um den Hals zu schlingen. Legen Sie sich den Schal einfach um den Hals und lassen Sie die Enden bis in die nächste Zone baumeln, also über die Brustmitte hinaus – wenn Sie wollen bis zur Taille hinunter.
- Verzichten Sie auf auffällige Details an den Schultern. Lenken Sie keine Aufmerksamkeit dorthin. Dagegen kann eine Schleifenbluse oder ein Tuchkragen diese Zone optisch verlängern.

Fällt dieses erste »Zimmer« bei Ihnen relativ groß aus, haben Sie hier eine »Spielwiese«, auf der Sie zum Beispiel folgendes unternehmen können:

- Sie können mehrreihige Ketten oder anderen auffälligen, großformatigen Halsschmuck tragen. Bei Ihnen ist dafür genug Platz vorhanden.
- Sie können Schals mehrmals um den Hals schlingen oder am Hals einen aufwendigen Knoten binden.
- Sie können Kleider mit auffälligen Kragen tragen. Oder Sie können die Hals- und Brustzone betonen, indem Sie zum Beispiel ein paar Knöpfe offen lassen oder eine Bluse oder ein Top in einer bunten Farbe aus der Kostüm- oder Anzugjacke hervorschauen lassen.

Da, wo Sie Spielraum haben, können Sie protzen, auftrumpfen, Spektakel veranstalten – genauso, wie Sie Ihren wertvollen Perserteppich im Wohnzimmer ausbreiten würden, weil dort genug Platz ist, um ihn würdig zur Geltung zu bringen.

Gut, lassen Sie uns jetzt in Zimmer Nummer zwei weitergehen, die Zone zwischen der Achsel und dem Beinansatz. Falls dieses Zimmer bei Ihnen kleiner als die anderen ist, sollten Sie Tricks anwenden, die diese Zone optisch verlängern. Dazu könnte gehören:

- Tragen Sie Röcke ohne Bund.
- Wenn Sie die Bluse im Rock oder der Hose tragen, zupfen Sie sie ein bißchen heraus, um den Oberkörper optisch zu verlängern.
- Tragen Sie keine Gürtel, die breiter als zwei bis drei Zentimeter sind. Oder tragen Sie den Gürtel auf der Hüfte, das läßt die Taille tiefer erscheinen.
- Geben Sie Kleidern und Jacketts den Vorzug, bei denen die Taille tiefer angesetzt ist. Lange Jacken oder Tunikas, die die Taille überspielen, lassen diese Zone ebenfalls länger wirken.

Wenn Sie dagegen hier »Spielraum« haben, können Sie folgendes tun:

- Tragen Sie Kleider, bei denen die Taille betont ist – zum Beispiel durch einen breiten Bund, einen breiten Gürtel, eine Schärpe oder andere raffinierte Details, die die Zone zwischen Busen und Hüfte zum Blickfang machen.
- Tragen Sie kurze Jacken, zum Beispiel Spencer oder Boleros.
- Tragen Sie am Oberkörper eine andere Farbe als am Unterkörper. Oder tragen Sie Kleider mit Farbstreifen in der Taillenzone.

Wie sieht es im dritten Zimmer aus? Ist der Abstand zwischen Beinansatz und Knie kleiner als die drei anderen Zahlen? Wenn hier wenig Spielraum ist, habe ich folgende Tipps für Sie:

- Machen Sie einen Bogen um kurze Röcke. Sie machen nur unnötig auf die beengten Gegebenheiten aufmerksam. Knie- oder wadenlange Röcke kleiden Sie besser.
- Wenn Sie sich für knielange Röcke entscheiden, achten Sie darauf, daß der Saum nicht weiter betont ist. Details am Rocksaum lenken die Aufmerksamkeit auf die Zone, die Sie lieber zurückhaltend gestalten sollten.

Ist dieses Zimmer bei Ihnen besonders groß? Mir begegnen selten Frauen, die diese Frage mit Ja beantworten, aber ich vermute, Melanie Griffith wäre eine von ihnen. In dem Film *Damals und heute,* wo sie auf einem Klassentreffen ihre früheren Schulkameradinnen trifft (Rosie O'Donnell, Demi Moore und Rita Wilson), trägt sie immer nur Miniröcke und sieht darin hinreißend aus. Ihr kommt zugute, daß sie von Natur aus groß gewachsen ist. Wenn Sie nicht ganz so groß sind, aber trotzdem hier »Spielraum« haben, können Sie folgendes tun:

- Tragen Sie kurze Röcke.
- Jeder Blickfang in der Zone vom Knie aufwärts ist willkommen – Stickerei, Borten, Streifen, Pailletten, Perlen und dergleichen.
- Sie können die Zone zwischen Hüfte und Knie auch durch eine eigene Farbe betonen. Allerdings sollten Sie die Farbe dann auf irgendeine Weise in der Höhe des Gesichts wiederaufgreifen, zum Beispiel durch einen Lippenstift oder einen Ohrring in der gleichen Farbe. Das stellt eine Verbindung her und gibt Ihrem Outfit einen Rahmen.

Wenn das vierte Zimmer Ihr größtes ist, also die Zone vom Knie abwärts, gehören Sie zu denen, die sich hier ein paar nette Dinge erlauben können:

- Tragen Sie lange Röcke. Von gerade geschnitten bis weit und wallend, von wadenlang bis bodenlang ist alles möglich.
- Tragen Sie Caprihosen.
- Tragen Sie auffälliges Schuhwerk, zum Beispiel eigenwillig de-

signte Pumps oder Stiefel mit vielen Details. Auch hier gilt: Wenn Sie diesem Zimmer eine eigene Farbe geben, sollten Sie die Farbe im Lippenstift, einer Anstecknadel, einem Halstuch oder sonst etwas in Gesichtshöhe wiederholen, damit die untere Körperhälfte mit der oberen Körperhälfte verbunden ist.

Wenn das vierte Zimmer Ihr kleinster Raum ist:

- Tragen Sie Röcke, die maximal bis zum Knie reichen.
- Tragen Sie lange Hosen.
- Wählen Sie Strumpfhosen, Socken und Schuhe im gleichen Ton wie Hose bzw. Rock.

Ihr Körper mag es, wenn Sie die Aufmerksamkeit dorthin lenken, wo er viel Raum hat. Die meisten von Ihnen werden das vermutlich ohnehin instinktiv tun. Aber wenn Sie die Gesetzmäßigkeiten kennen, können Sie sie bewußt einsetzen.

So! Gut gemacht! Danken Sie Ihrer Partnerin, und lassen Sie uns dann eine kleine Pause machen. Wenn Sie wieder hereinkommen, werden wir mit Besenstielen hantieren. Ich will nicht, daß Sie damit Fechtkämpfe veranstalten, also verausgaben Sie sich bei ein bißchen Gymnastik, wenn Sie Bewegung brauchen. In zehn Minuten machen wir weiter.

Die **Besenstiel-Übungen**

So, meine Damen, sind wieder alle da? Während die meisten von Ihnen draußen waren und eine Zigarette geraucht haben, hat Judy mir eine sehr gute Frage gestellt, die ich sofort beantworten will. Sie sagte: »Wozu müssen wir diesen ganzen Kram überhaupt wissen?« Nun, unser Körper will sich in Kleidern wohlfühlen. Und da wir alle sehr unterschiedlich gebaut sind und jeder von uns seine Vorzüge und Nachteile hat, sollten wir lernen zu entdecken, was uns hilft, das Beste aus unserem Typ zu machen.

Wir kommen jetzt zur angewandten Geometrie – hoffentlich haben Sie damals im Mathematikunterricht gut aufgepaßt. Su-

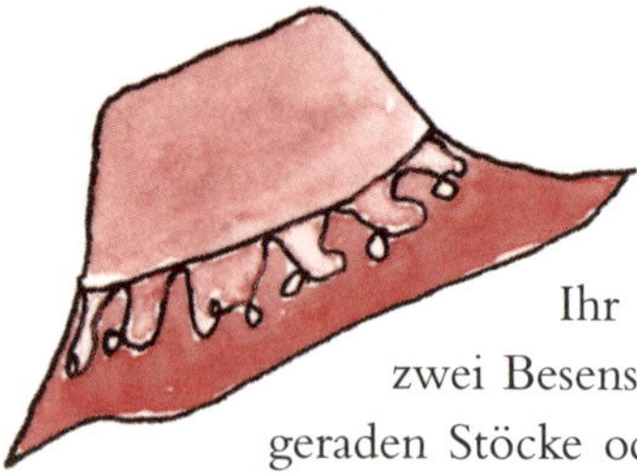

chen Sie sich wieder eine Partnerin. Jetzt wollen wir feststellen, wo Ihr Schritt sitzt. Dazu brauchen wir zwei Besenstiele – oder irgendwelche anderen geraden Stöcke oder Stangen, die etwas über einen Meter lang und nicht allzu dick sind.

Stellen Sie sich vor einen mannshohen Spiegel, und halten Sie den Besenstiel horizontal vor Ihren Schritt. Lassen Sie jetzt Ihre Partnerin den Abstand zwischen dem Scheitelpunkt Ihres Kopfes und dem Besenstiel und dann den Abstand zwischen dem Besenstiel und dem Fußboden messen. Falls Sie perfekt proportioniert sind, liegt Ihr Schritt genau auf halber Höhe zwischen der oberen und der unteren Körperhälfte. Aber bleiben Sie entspannt und gelassen, wenn die Messung unterschiedliche Zahlen ergibt.

Wenn bei Ihnen die obere Hälfte länger als die untere ist, können Sie mit Hilfe von optischer Illusion eine Balance herstellen. Um die obere Hälfte kürzer aussehen zu lassen, brauchen Sie sie nur zu unterteilen oder aufzulockern – zum Beispiel durch Querstreifen, durch einen Gürtel, der die Rock- oder Hosenfarbe wiederholt, durch eine kurze Jacke, oder durch ein Jackett ohne Ärmelaufschläge, überhaupt durch alles, was die Aufmerksamkeit auf die obere Körperhälfte lenkt.

Ist dagegen Ihre untere Körperhälfte länger als die obere, können Sie die Hände in den Schoß legen – vorausgesetzt, es ist kein wirklich starkes Ungleichgewicht. Denn an langen Beinen hat kaum jemand etwas auszusetzen, weder Frauen noch Männer. Wenn Sie trotzdem den Oberkörper optisch verlängern wollen, gibt es natürlich auch hier ein paar Möglichkeiten: Tragen Sie Hüfthosen. Lassen Sie den Taillengürtel weg. Tragen Sie an der unteren Körperhälfte auffällige, bunte, gemusterte Sachen.

Kleider-**Geometrie**

Bereit zur nächsten Übung? Stellen Sie sich wieder vor den Spiegel. Bitten Sie Ihre Partnerin, die beiden Besenstiele längs gegen Ihre Seiten zu halten, oben gegen die Schultern und unten gegen die Hüften. Sehen Sie sich an, in welchen Linien die Besenstiele verlaufen. Gehen die Besenstiele gerade von oben nach unten und sind in etwa parallel? Oder gehen sie oben oder unten auseinander? Wenn Ihre Schultern schmaler als die Hüften sind, formen die Besenstiele ein Dreieck. Sind Ihre Hüften schmaler als die Schultern, formen sie ein umgekehrtes Dreieck.

Wenn Ihre Schultern schmaler sind, sind Sie eine Kandidatin für Schulterpolster, mit deren Hilfe sich ein Ausgleich zu den Hüften herstellen läßt. Sie können die Schultern aber auch optisch verbreitern, indem Sie Halsausschnitte tragen, die sich in Richtung Schultern strecken und dem Schlüsselbein folgen – zum Beispiel einen Bateau-Ausschnitt.

Sind Ihre Schultern breiter als die Hüften, brauchen Sie sich keine Sorgen zu machen. Das ist auch wieder eine der Disproportionalitäten, die in Sachen Mode vollkommen problemlos sind. Wenn Sie sich im Fitnessclub besonders muskulöse Schultern antrainiert haben, werden Sie vielleicht Stoffe und Kleider bevorzugen, die die Muskeln nicht allzu deutlich nachzeichnen. Tragen Sie nichts Enges, achten Sie auf Bewegungsfreiheit. Damit fühlen Sie sich nicht nur wohler, sondern vermeiden es auch, wie ein Footballspieler auszusehen – was nichts Schlimmes, sondern nur eine Frage gutsitzender Kleidung ist.

Welches Schnittmuster hat Ihre Figur?

Legen Sie jetzt die Besenstiele zur Seite, nicht daß noch jemand zu Schaden kommt. Wir wollen uns zum Schluß Ihre Figur als Ganzes ansehen. Stellen Sie sich wieder vor den Spiegel, und richten Sie den Blick einfach nur auf die Silhouette Ihres Körpers. Haben Sie ausgeprägte Schultern, eine besonders schmale oder ausgeprägte Taille, auffällig runde oder breite Hüften? Ist die Silhouette eher gerade oder kurvenbetont? Schauen Sie Ihre Beine von oben bis unten an; sind sie eher gerade oder rundlich? Machen Sie sich dazu ein paar Notizen. Denken Sie daran, daß es bei all diesen Beobachtungen nicht um Ihr Gewicht geht, sondern um Kontur und Proportion.

Wenn Sie sich jetzt Ihr Profil von der Seite ansehen, richten Sie Ihren Blick auf die Linien, die sich durch Ihre Körperhaltung und durch Ihren »inneren« Körperbau herausgebildet haben. Wie sieht Ihr Busen aus? Ihr Bauch? Ihr Po? Ihre Rückenlinie? Ist die Landschaft eher flach oder hügelig?

Wenn Sie tendenziell hügelig sind, brauchen Sie Materialien, die sich Ihren Kurven freundlich anschmiegen, wie zum Beispiel Strickstoffe. Oder Sie wählen locker fallende Stoffe, die Ihre Rundungen elegant überspielen, wie zum Beispiel einen Jerseystrick. Eine vollschlanke Figur läßt sich auch gut in Kleidern mit vielen Abnähern unterbringen, oder in diagonal zugeschnittenen Modellen, bei denen der Stoff schräg zur Fadenrichtung geschnitten ist und dadurch mehr Flexibilität bietet.

Wenn Sie eher flach sind, wird Ihr Körper sich in geraden, kastenförmigen Schnitten wohler fühlen – in Silhouetten, die keine Kurven haben, weil Ihre Figur auch keine ausgeprägten Kurven hat.

Gut. Jetzt besitzen Sie einige Kenntnisse über Ihren Körper, die Sie vor einer Stunde noch nicht hatten. Denken Sie einmal nach. Gab es Kleidungsstücke, die Sie ewig getragen haben und von denen Sie sich gar nicht mehr trennen wollten, bis sie schier auseinanderfielen? Ich wage die Vermutung, daß diese Sachen exakt auf Ihre Proportionen zugeschnitten waren. Gab es umgekehrt Kleider, in die Sie nur einmal hineingeschlüpft sind, um Sie sofort wieder auszuziehen, weil sie sich ganz und gar »falsch« anfühlten? Vermutlich waren diese Kleider konträr zu den Proportionen Ihrer Figur geschnitten. Nutzen Sie die Kenntnisse, die Sie heute gesammelt haben, wenn Sie das nächste Mal in einer Umkleidekabine stehen. Wenn Sie die elementaren Proportionen Ihrer Figur kennen, können Sie von vornherein nach Modellen und Schnitten Ausschau halten, die mit diesen Proportionen ein harmonisches Verhältnis eingehen.

Lassen Sie uns zum Schluß noch kurz über zierliche Frauen sprechen, Frauen, die am liebsten Kurzgrößen einkaufen, weil sie am besten sitzen (siehe das Kapitel »Konfektionsgrößen haben nichts zu bedeuten«). Kurzgrößen sind in der Regel nur bei Versandhäusern erhältlich, und der Grund, sich die Mühe einer Katalogbestellung zu machen, ist der, daß die Kurzgrößen exakt auf die Proportionen einer zierlichen Figur zugeschnitten sind. Wenn zum Beispiel eine Frau von 162 Zentimeter Körpergröße ein Jackett mit aufgesetzten Taschen anprobiert, einmal in einer »Normalgröße« und einmal in ihrer Kurzgröße, werden die Taschen bei der Kurzgröße an der richtigen Stelle sitzen, während sie bei der Normalgröße so weit unten sitzen, daß sie sie mit den Fingerspitzen kaum erreicht. Eine kleingewachsene Frau, deren Kleider nicht auf ihre Proportionen zugeschnitten sind, sieht leicht aus, als ob sie in den Kleidern verschwindet.

Nun gibt es aber kleine Frauen mit ausgesprochen »großen« Persönlichkeiten oder kleine Frauen mit einer lauten Stimme oder mit großformatigen Gesichtszügen oder Schneewittchen-Typen – schwarze Haare, weiße Haut –, die von Natur aus einen starken Farbkontrast mitbringen. Bei Frauen, auf die einer dieser Punkte zutrifft, muß das Outfit diese »Größe« in irgendeiner Weise widerspiegeln, damit man den Eindruck hat, daß es zu ihr »paßt«. Das läßt sich zum Beispiel durch buntere Farben bewirken oder durch größere Knöpfe, auffälligeren Schmuck oder größere, buntere Muster.

Diesen Punkt sollten Sie auch beherzigen, wenn Sie nicht zu den Zierlichen gehören. Wie ist Ihre Persönlichkeit? Wenn Ihre Persönlichkeit »groß« ist, bringen Sie auch in Ihrem Outfit »große« Elemente unter. Sind Sie dagegen eher ein ruhiger Typ, oder hat Mutter Natur Ihnen weniger kontrastierende Farben mitgegeben, wählen Sie dazu passend auch »ruhigere« Outfits.

Tragen Sie Kleider,

die zu Ihrer Persönlichkeit passen.

Sie wollen doch keine Hochstaplerin sein!

So, meine Damen, das war's für heute. Ich hoffe, Sie sind nächste Woche wieder dabei, wenn wir über »Die Dekonstruktion der Seitennaht und ihre Auswirkung auf die Alltagskultur« sprechen. Bis jetzt hat sich noch niemand angemeldet, aber es ist ja noch nicht zu spät.

Wie angegossen

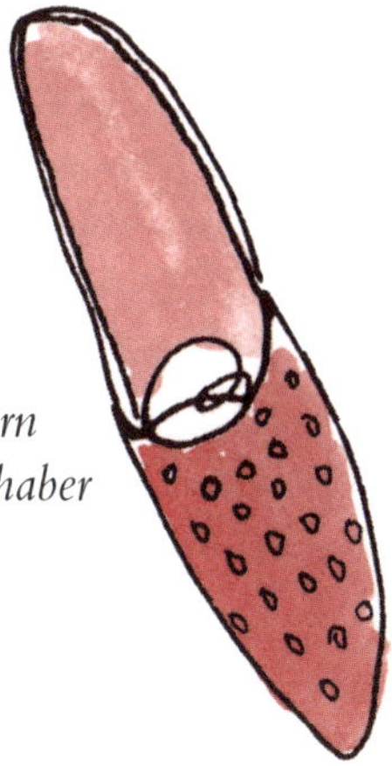

Woran Sie die perfekte Paßform erkennen? Ganz einfach: Wenn Sie sich von Ihren Kleidern verwöhnt fühlen wie von einem zärtlichen Liebhaber – dann sitzen sie wie angegossen.

KOMM, SCHÄTZCHEN, MACH DAS LICHT AUS. Zünde ein paar Kerzen an, und leg eine CD von Marvin Gaye auf. Ich will, daß du in Stimmung kommst, bevor wir uns diesem heißen Thema widmen. Es geht um Sinnlichkeit, um Erotik. Ja, Baby, ich spreche von Sachen, die dich verwöhnen, so wie du es am liebsten magst.

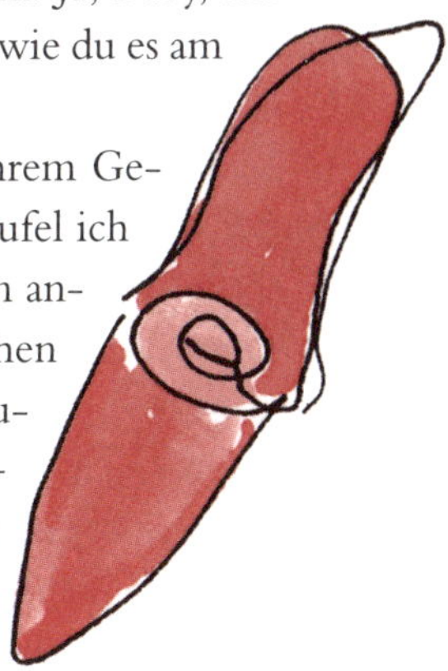

Sehe ich da einen verdutzten Blick auf Ihrem Gesicht? Sie wissen nicht recht, wovon zum Teufel ich rede? Gut. Ich werde die Sache ganz langsam angehen. Denken Sie an einen leidenschaftlichen Kuß in einer lauen Sommernacht zurück. Rufen Sie sich die Berührung ins Gedächtnis – Lippen an Lippen, Zunge an Zunge, Körper an Körper –, eine Berührung, an der einfach alles stimmte, bei der es knisterte und prikkelte und zwei Leute glücklich waren. Und jetzt denken Sie an die Paßform Ihrer Kleidung. Sie wollen wissen, woran Sie die perfekte Paßform erkennen? Ganz einfach: Wenn Sie sich von Ihren Kleidern verwöhnt fühlen wie von einem zärtlichen Liebhaber – dann sitzen sie wie angegossen. Mit weniger sollten Sie sich nicht zufriedengeben ... Können Sie mir folgen?

Wenn Sie dieses Gefühl in Kleidern noch nie erlebt haben, dann seien Sie nicht traurig. So etwas kann man lernen, auch wenn wir Frauen in Sachen Paßform unbestreitbar im Nachteil sind. Das liegt vor allem daran, daß wir die schlechte Angewohnheit haben, uns über Kleidergrößen überhaupt Gedanken zu machen (aber darüber sind wir jetzt hinweg, oder?). Kaum eine von uns ist mit der Konfektionsgröße zufrieden, die sie nun mal hat. Andauernd zwängen wir uns in falsche Größen, mit dem Erfolg, daß unsere Kleider schlecht sitzen. Wäre die Paßform solcher Kleider eine Umarmung, wäre es eine miserable Umarmung. Das wünsche ich keiner von Ihnen. Ich wünsche Ihnen nur himmlische Umarmungen.

Die meisten Frauen wissen nicht, wie es sich anfühlt, wenn Kleider »wie angegossen« sitzen, weil sie gar nicht auf den Gedanken kommen, so etwas zu erwarten. Männer haben hier einen riesigen Vorteil. Wenn sie sich einen Anzug kaufen, gehen sie in ein Kaufhaus, suchen sich einen Anzug von der Stange aus und lassen ihn an ihre individuelle Figur anpassen. Dabei bedeutet »von der Stange« bei Männern bereits eine riesige Auswahl zwischen »Normalgrößen«, »Untersetzten Größen«, »Bauchgrößen« und »Schlanken Größen«. Dann lassen sie so viel und so lange daran herumändern, bis der Anzug richtig sitzt. Vorher verlassen sie den Laden nicht. Kaum treten sie aus der Umkleidekabine, steht schon ein erfahrener Änderungsschneider da, prüft mit geübtem Blick, wie das Sakko oder die Hose sitzt, und macht mit einem Stück Schneiderkreide seine Markierungen.

Bei dem einen Kunden läßt er den Hosenbund ein Stück heraus, beim anderen macht er ihn enger. Männerkleidung zeichnet sich durch großzügige Säume aus, so daß bei jeder Naht genug Stoff vorhanden ist, um etwa die Weite anzupassen, wenn der Herr ein paar Pfund zugenommen hat. Der Schneider prüft die Schultern, verstärkt die Polsterung ein wenig, wenn die Schulterlinie abfällt, macht die Rückennaht enger, wenn das Sakko hinten Falten wirft, oder paßt die Ärmellänge an.

Haben Sie es schon einmal erlebt, daß Sie vor der Umkleidekabine von der Hausschneiderin erwartet wurden? Nein. Und die Säume sind bei Damenkleidung meist so knapp bemessen, daß man keine großen Anpassungen vornehmen kann. Frauen überlegen es sich dreimal, bevor sie etwas ändern lassen, und das hat drei Gründe: Erstens wissen sie nicht, was man alles ändern lassen kann; zweitens sind sie es nicht gewöhnt, etwas ändern zu lassen; und drittens leiden sie unter einem chronischen Mangel an Selbstbewußtsein. Sobald etwas ihnen nicht sofort wie angegossen paßt, nehmen sie es persönlich. »Ich habe eben eine Problemfigur«, lautet ihr erster Gedanke. Lesen Sie dieses Zitat: »Ein Mann wünscht sich Kleider, die ihm passen; eine Frau wünscht sich die Figur, die in ihre Kleider paßt.« Der Satz stammt von Edgar Watson Howe. Werden Sie langsam wütend? Ich will, daß Sie schreien: »Schluß damit! Ab sofort machen wir es wie die Männer und verlangen Kleider, die uns auf den Leib geschneidert sind!«

Vergessen Sie Konfektionsgrößen. Suchen Sie Kleider, die tadellos sitzen. Lernen Sie, wie es sich anfühlt, wenn etwas wie angegossen sitzt. Machen Sie die Worte »Wie angegossen« zu Ihrem Mantra. Ich will Ihr Denken revolutionieren, damit Sie von nun an beim Kleiderkauf die Paßform an oberste Stelle setzen. Wenn etwas nicht perfekt sitzt, ist es im besten Fall mühsam, es anzuziehen – im schlimmsten Fall bleibt es als Staubfänger im Schrank hängen. Was für einen Sinn hat es, Geld für Kleider auszugeben, die Sie nicht anziehen?

Kehren wir also zurück zu der erotischen Begegnung, in Ihr Schlafzimmer, zu den Klängen von Marvin Gaye.

Mit geschlossenen Augen

Ich möchte, daß Sie das Folgende mit geschlossenen Augen tun. Es ist ein Wahrnehmungstest: Holen Sie etwas aus Ihrem Schrank, das perfekt sitzt, dessen Paßform so angenehm ist, daß es jenem Kuß in der lauen Sommernacht am nächsten kommt. Schließen Sie die Augen, und fühlen Sie einfach nur dieses Kleidungsstück auf Ihrem Körper. Fühlt es sich gut an, wie der Schnitt Ihre Hüften umspielt? Fühlt es sich angenehm an, wie der schmale Bund ohne das kleinste Kneifen nachgibt, wenn Sie sich vorbeugen? Versuchen Sie in Worte zu fassen, was Ihnen gefällt – oder wenn Ihnen die Worte fehlen, seufzen Sie einfach vor Wohlbehagen. Genauso wie einen erregenden Kuß können Sie die Befriedigung, wenn etwas wie angegossen sitzt, mit geschlossenen Augen spüren. Kosten Sie dieses Gefühl ein paar Minuten lang aus, bevor wir zum nächsten Teil des Wahrnehmungstests kommen.

Fertig? Jetzt holen Sie etwas aus Ihrem Schrank, mit dem Sie schon immer Probleme hatten, etwas, das Sie keine zwei Minuten am Leib haben können, ohne daß Sie es frustriert wieder ausziehen und auf einen Stuhl werfen. Ziehen Sie es an. Nehmen Sie sich ein paar Minuten Zeit, um genau nachzuspüren, was Ihnen dieses Kleidungsstück so unsympathisch macht. Greifen Sie unwillkürlich nach hinten und raffen den Stoff im Rücken zusammen, weil er sich unter den Armen bauscht? Fühlt es sich schlabberig an? An manchen Stellen zu weit? An manchen Stellen zu eng? Zupfen Sie dauernd am Oberteil herum, weil es sich in der Magengegend zu eng anfühlt? Kneift der

Bund? Bauschen sich im Schritt Unmengen von Stoff, wenn Sie sich hinsetzen? Liegt der Kragen bequem am Hals, oder versuchen Sie ihn dauernd zu lockern, weil Sie keine Luft bekommen? Sind die Ärmel zu lang oder zu kurz? Sobald Sie alles Störende wahrgenommen haben, können Sie die Augen wieder öffnen. Werfen Sie jetzt einen Blick in den Spiegel, und schauen Sie, ob Sie die Dinge, die Sie gespürt haben, auch sehen können.

Wenn etwas nicht richtig sitzt, läßt sich fast immer feststellen, woran es liegt. Und in vielen Fällen ließe sich das Problem beheben, wenn man nur auf tadellos sitzende Sachen bestehen würde. Es wäre wie in den guten alten Zeiten, als die Schneider noch von Dorf zu Dorf zogen und ganze Familien mit maßgeschneiderter Kleidung ausstatteten. Damals gab es noch keine Konfektionsmode. Der Schneider entwarf einen Schnitt, nahm Maß, ein Stoff wurde ausgesucht, und dann wurde jedes Kleidungsstück individuell für die jeweilige Figur mit all ihren Unzulänglichkeiten angefertigt. Wenn das Kleidungsstück geliefert wurde, paßte es wie angegossen. Maßgeschneiderte Garderobe war damals noch kein Privileg für Leute mit goldenen Kreditkarten.

Wenn Sie Ihre eigene Schneiderin hätten, würde diese Frau Ihren Körper in- und auswendig kennen und alles von vornherein so zuschneiden, daß es perfekt sitzt. Ihr Blusenkragen würde genau am Hals anliegen und nicht abstehen – er wäre nicht zu eng und nicht zu weit. Die Abnäher Ihres Jacketts wären genau auf Ihre Figur abgestimmt – auf Ihre Taille und Ihre Hüften. Wenn Sie die Jacke zuknöpfen würden, würden die Knöpfe und Knopflöcher genau passen. Nichts würde spannen, nichts würde abstehen. Wenn Ihr Jackett oder Ihre Hose Taschen hätten, würden sie so sitzen, daß Sie mit den Händen entspannt hineinfassen könnten.

Heute müssen die meisten von uns mit Konfektionskleidung vorlieb nehmen, deshalb ist es wichtig, zu erkennen, ob etwas richtig sitzt, und auf tadellosen Sitz zu bestehen, falls es hier und da hapern sollte. Wenn Sie unseren Wahrnehmungstest schon in der Umkleidekabine gemacht haben (sollten Sie ihn erst daheim machen, lassen Sie bitte noch das Preisschild dran, damit Sie das Kleidungsstück im Zweifelsfall zurückbringen können), dann haben Sie den ersten Schritt getan. Ist das Kleidungsstück bequem? Fühlen Sie sich in Ihrem Körper wohl?

Die oberste Priorität: **tadelloser Sitz**

Es ist wichtig, bei dem Test die Augen zu schließen, denn mit offenen Augen läßt man sich leichter von Farbe, Muster, Material oder den Einsatzmöglichkeiten eines Kleidungsstücks beeinflussen. Sie sehen tausend Dinge, die Sie davon abhalten, die Paßform an oberste Stelle zu setzen. Wenn Sie die Augen offen haben, machen Sie womöglich Kompromisse mit der Paßform. Sie schauen in den Spiegel und sagen: »Was für eine phantastische Hose! Genau meine Farbe, wunderbares Material, einfach perfekt! Ein bißchen eng, zugegeben. Aber wenn ich endlich die fünf Pfund abnehme, die ich schon seit Weihnachten loswerden will, dann sitzt sie tadellos.«

Halt! Stop! Keinen Schritt weiter! Vergessen Sie die fünf Pfund. Ich will, daß die Hose Ihnen ab sofort Freude bereitet, nicht erst in drei Monaten. Falls Sie die fünf Pfund doch noch irgendwann loswerden sollten, kümmern wir uns dann um die nötigen Änderungen. Jetzt geht es darum, daß die Hose tadellos sitzen muß und zu der Figur paßt, die Sie heute haben.

Ich möchte, daß Sie nur Kleider haben, die phantastisch sitzen, damit Sie sich, wenn es sich ergibt, ganz und gar auf den Kuß im Mondschein konzentrieren können und nicht von Ihrem kneifenden Rockbund abgelenkt werden.

Sehen wir uns jetzt noch einmal mit offenen Augen an, woran

man tadellosen Sitz erkennt. Helena Chenn, eine Maßschneiderin und Änderungsexpertin, gibt folgende Definition: »Qualität läßt sich oft in Zahlen ausdrücken (die Karatzahl eines Diamanten, der Jahrgang eines Weines), aber tadellos sitzende Kleidung ist eine reine Gefühlssache. Ein gut sitzendes Kleidungsstück paßt sich der Kontur des Körpers an, ohne irgendwo zu spannen oder sich zu kräuseln. Die Schulternaht sitzt mittig auf der Schulter. Alle runden Schnittlinien – Halsausschnitt, Ärmelansatz, Taille und Hüfte – folgen den natürlichen Rundungen, ohne die Bewegungsfreiheit einzuschränken oder zu viel Spiel zu lassen. Ärmel und Säume haben die passende Länge, schmeicheln so der Figur und sind ordentlich und gerade ausgeführt. Wenn Sie ein gut sitzendes Kleidungsstück anhaben, merken Sie es daran, daß Sie sich entspannen, die Schultern locker lassen, das Rückgrat aufrichten und sich rundum wohl fühlen.«

Wahnsinn! Was für ein Gedanke! Ich weiß, daß das für viele von Ihnen neu ist. Wir sind einfach an schlecht sitzende Kleider gewöhnt. Aber das will ich ändern. Ich will, daß Sie eine Änderungsschneiderin in Ihre Umkleidekabine bitten, die alles überprüft, genauso wie die Männer es machen. Sie schaut, ob die Ärmel Ihrer Bluse die richtige Länge haben. Sie kontrolliert, ob der Rocksaum rundherum gerade ist (vor allem, wenn es ein diagonal geschnittener Rock ist!). Sie achtet darauf, daß sich an den Knopflöchern keine Fältchen bilden, wenn Sie die Jacke zuknöpfen, und daß die Schultern Ihrer Schulterlinie folgen und nicht rutschen.

Perfekt sitzende Kleider und perfekte Küsse haben vieles gemein. Perfekt sitzende Kleider und perfekte Küsse sind etwas, das man immer wieder haben will. Meine Freundin Christie erzählte mir von der phantastischen Hose, die sie sich gekauft hatte. Sie war begeistert. Sie sagte: »Der Po, der Schritt, die Taille … alles sitzt perfekt! Ich will nur noch diese Hose tragen.

Seit ich sie habe, kann ich mit anderen Hosen nichts mehr anfangen. Ich habe mich von allen anderen Hosen getrennt, weil keine davon richtig paßte. Jetzt weiß ich erst, was eine gut sitzende Hose ist.«

Es ist genauso wie mit dem Kuß im Mondschein, stimmt's? Ein perfekter Kuß bleibt im Gedächtnis und setzt Standards. Ich hoffe, Sie haben irgend etwas im Schrank, das zum Standard taugt und Ihnen als persönlicher Maßstab für tadellos sitzende Kleidung dienen kann.

Bahnbrechende Neuerungen

Im Hinblick auf Paßform gibt es eine bahnbrechende Neuerung. Eine kleine Beimischung von Elasthan in Baumwoll-, Leinen-, Seidenstoffen oder Mischgeweben verleiht dem Material eine natürliche Elastizität. Ein paar Prozent genügen. Hinter der Sammelbezeichnung »Stretch« verbirgt sich nichts anderes als dieser kleine Elasthananteil. Dadurch stehen Ihnen weit mehr Schnitte zur Auswahl als früher, denn die Elastizität erhöht den Spielraum in Sachen Paßform enorm. Vielleicht waren Sie bisher der Meinung, Sie könnten keine enganliegenden Jacken tragen, weil sie immer in der Schultergegend oder an den Hinterarmen spannen. Ab sofort können Sie es! Mehr Elasthan bedeutet mehr Möglichkeiten.

Paßform ist etwas sehr Persönliches. Wenn Ihnen jemand erzählen will, es gäbe in dieser Hinsicht allgemeingültige Standards, vergessen Sie es. Nur Ihr persönlicher Standard zählt. Es ist wie mit den Küssen: Was der einen gefällt, läßt die andere kalt. **Es ist eine Frage des persönlichen Geschmacks. Sie müssen lediglich wissen, was Ihnen gefällt.**

Insofern hängt die Frage der Paßform und des Schnitts stark vom persönlichen Stil ab. Vielleicht ist Ihnen schon einmal aufgefallen, daß besonders modebewußte Frauen die Hosenbeine gern besonders lang tragen. Je länger eine Hose ist, desto größer muß deren Fußweite sein und desto breiter der umgeschlagene Saum. Mit den Ärmellängen ist es das gleiche. Als Standard für die Ärmellänge gelten zehn Zentimeter Abstand von der Daumenspitze, aber vielleicht gefällt Ihnen ein übertriebener Look mit längeren Ärmeln besser. Dann lassen Sie die Ärmellänge natürlich gemäß Ihrem persönlichen Stil anpassen. Wenn Ihr Stil in Richtung Avantgarde tendiert, tragen Sie Ärmel und Hosenbeine vermutlich länger. Sind Sie dagegen eher der konservative Typ, fühlen Sie sich damit wahrscheinlich unwohl. Auch hier gilt: Wisse, wer du bist.

Wenn ich mit einer Kundin in der Umkleidekabine stehe, beobachte ich sie. Wenn sie in einem fort zieht, zupft und zerrt, stimmt etwas mit der Paßform nicht. Dann laufe ich normalerweise hinaus und bringe ihr eine andere Größe. Falls es nur irgendwo ein bißchen rutscht, studiere ich das Kleidungsstück im Spiegel und zupfe so lange daran herum, bis es stimmig aussieht. Dann nehme ich ein paar Stecknadeln zur Hand und fixiere es an der richtigen Stelle, damit die Kundin sehen kann, wie es aussehen müßte. Wenn sie zufrieden ist, lassen wir die Hausschneiderin kommen und alles mit der Schneiderkreide markieren.

Wenn ich mit Ihnen in der Umkleidekabine stehe, versuche ich herauszuhören, was für Sie »wie angegossen« heißt. Was die eine als zu eng empfindet, kommt der anderen schon zu weit vor. Sherry läßt sich beim Hosenkauf grundsätzlich im Schritt einen Zwickel einsetzen, weil sie das für ihre Bewegungsfreiheit braucht. Sie muß in der Arbeit den ganzen Tag sitzen und legt deshalb großen Wert auf Bequemlichkeit. Eine andere Frau würde dieser Zwickel verrückt machen. Hören Sie auf Ihr eigenes Gefühl. Wenn irgend etwas Sie stört und sich diese Störung beheben läßt, beheben Sie sie – auch wenn es außer Ihnen keinem auffällt. Und noch ein wichtiger Punkt: Manchmal weiß man von bestimmten Standardproblemen, die bei jedem Kleiderkauf auftauchen – das kann eine nützliche Information für die Änderungsschneiderin sein. Vielleicht ist bei Ihnen ein Bein etwas länger, oder eine Hüfte sitzt etwas höher als die andere, oder eine Schulter hängt etwas tiefer als die andere. Ich habe zum Beispiel einen kurzen Oberkörper und trage nur Sachen ohne Bund; ein Oberschenkel ist etwas dicker, so daß ich das Hosenbein auf der schlankeren Seite immer etwas enger machen lassen muß, damit es perfekt sitzt. Solche Kleinigkeiten weiß fast jede von uns über den eigenen Körper. Richten Sie auf diese Details Ihr besonderes Augenmerk, dann kommen Sie der perfekten Paßform einen Schritt näher.

Kleider, die wie angegossen sitzen, lassen uns Dinge tun, die wir normalerweise nicht tun würden. »Ich nehme gleich drei davon«, sagt eine Kundin, die eine wunderbar sitzende Jeans entdeckt hat – weil sie weiß, daß so eine Jeans fast so schwer zu finden ist wie ein wunderbarer Liebhaber mit einem regelmäßigen Einkommen. Wenn Sie wissen, was für Sie »wie angegossen« bedeutet, brauchen Sie nicht lange nachzudenken – dann wissen Sie sofort, ob Sie zugreifen oder die Finger von einem Kauf lassen sollten.

Fühlen Sie sich wohl!

Als Frau kennen Sie das Problem, daß Ihr Körper sich während des Monats verändert. Das kann zur Folge haben, daß Ihre Kleider im Lauf eines Monats unterschiedlich gut sitzen. Kalkulieren Sie diese Schwankungen mit ein. Wenn Sie in jedem Zyklus eine Woche haben, in der eine bestimmte Hose nicht sitzt, tragen Sie während dieser Zeit etwas anderes. Aber wenn Sie Kleidungsstücke besitzen, die ganz unabhängig von diesen zyklischen Schwankungen schlecht sitzen, dann besteht Handlungsbedarf. Falls Sie viele Sachen im Schrank haben, die nicht perfekt sitzen, womöglich schon seit längerer Zeit, dann tun Sie etwas dagegen. Kleider, die Sie nicht tragen, nehmen nur Platz weg. Lassen Sie sie entweder ändern, oder werfen Sie sie hinaus. Und wenn es dabei um Ihr Gewicht geht, machen Sie sich bitte klar, daß eine Diät, bei der Sie fünfunddreißig Pfund abnehmen, die Anschaffung einer komplett neuen Garderobe erforderlich machen würde!

Zu lernen, wie es sich anfühlt, wenn etwas wie angegossen sitzt, und an jedes neue Kleidungsstück diese Anforderung zu stellen, wird Ihnen ein ganz neues Wohlgefühl bescheren. Ich möchte, daß Sie Genuß daraus ziehen, wie sich eine Bluse auf Ihrem Oberkörper anfühlt, wie eine Hose sich an Ihre Taille und Ihre Hüften schmiegt und wie Ihre Hosenbeine genau die richtige Länge für Ihre schönen Schuhe haben. Wenn Sie Ihr Aussehen mögen und es lieben, wie sich Kleider auf Ihrem Körper anfühlen, dann kann es sein, daß Sie auch in Sachen Mondscheinküsse ganz neue Genüsse erleben. Jedenfalls wünsche ich Ihnen, daß Sie bei solchen Küssen an alles denken, bloß nicht an Ihre unbequeme Hose.

Wenn Sie sich ausziehen,
dann bitte aus einem guten Grund,
nicht bloß, weil Ihre Kleider schlecht sitzen.

Tipptopp im Job

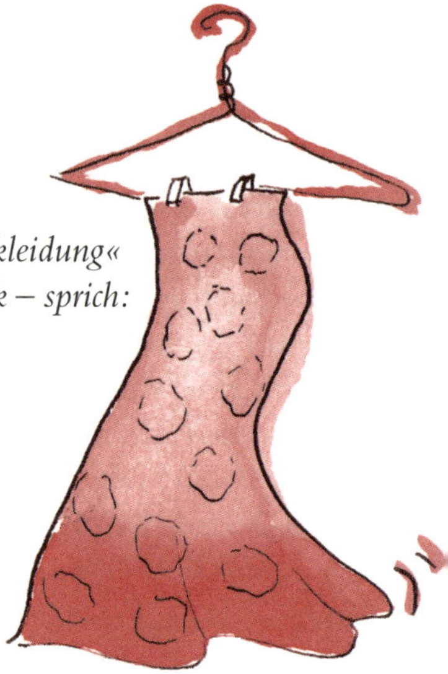

Der Dresscode »Legere Businesskleidung« ist etwa so klar wie Rapper-Lyrik – sprich: alles andere als klar.

WIE DIE »LEGERE BUSINESSKLEIDUNG« IN DIE WELT GEKOMMEN IST, dazu habe ich meine eigene Theorie. Es ist eine Verschwörungstheorie, deshalb ziehe ich es vor, die Einzelheiten für mich zu behalten. Im allgemeinen halte ich Verschwörungstheoretiker nämlich für verrückt und plädiere dafür, daß man sie mit Psychopharmaka behandelt. Der Gedanke, daß auch ich eine von »denen« geworden sein könnte, behagt mir nicht, deshalb halte ich lieber meinen Mund. Aber ich werde nicht mit meiner Meinung zu dem Thema hinter dem Berg halten. Ich finde, der Dresscode »Legere Businesskleidung« ist so verwirrend, daß man irgend jemandem die Schuld daran geben muß – vielleicht haben Sie ja Ihre eigene Verschwörungstheorie! Früher war Businesskleidung der einzige Bereich des Modelebens, in dem man nichts verkehrt machen konnte. Nun ja, sagen wir, fast nichts. Die Wortschöpfung »Legere Businesskleidung« aber hat ein Erdbeben ausgelöst, das unsere gemütliche Vorstellung von angemessener Bürokleidung aus den Angeln gehoben hat. Lassen Sie uns ein paar Dinge klarstellen, bevor Sie mit Ihren zehenfreien Sandalen in ein Fettnäpfchen treten.

»Legere Businesskleidung« klingt wie ein Widerspruch in sich. Wenn die Leute den Ausdruck »Legere Businesskleidung« hören, hören Sie das »leger«, aber das »Business« überhören sie. Leger, denken sie, super, das heißt, meine löchrigen Jeans, mein geliebtes (leider zerschlissenes) rosa Batik-T-Shirt und meine Jeansjacke. Leider ein fataler Irrtum.

Ein anderes Beispiel: Jennifer geht zu einem Vorstellungsgespräch bei einem Internetunternehmen. Sie zieht ihr dunkelblaues Vorstellungskostüm mit Strumpfhosen und Pumps an. Der Mann, der das Gespräch mit ihr führt, ist ein lässiger Typ in Cargohosen. Während Jennifer ihm gegenübersitzt, fühlt sie sich total fehl am Platz, und der Typ in Cargohosen kann nicht über die Tatsache hinwegsehen, daß *sie* in seiner Firma so fehl am Platz wirkt. Er befragt sie gar nicht zu ihren Qualifikationen, weil er dauernd Jennifers Businesskostüm anstarrt.

Es ist nicht sein Fehler. Wir alle beurteilen unsere Mitmenschen nach dem äußeren Eindruck, den sie auf uns machen. Und dieser Eindruck ist enorm schwer zu erschüttern – nicht einmal durch einen makellosen Lebenslauf direkt vor unserer Nase.

Ich habe lange darüber nachgedacht. Soll ich Ihnen einfach ein paar schnelle Lösungen anbieten, oder soll ich Ihnen zeigen, wie Sie selber die Lösung finden? Soll ich Ihnen den Fisch geben, oder soll ich Ihnen beibringen, wie man den Fisch angelt? Ich habe beschlossen, Ihnen beizubringen, wie man sich das exakt passende Outfit angelt, indem ich Ihnen das nötige Werkzeug an die Hand gebe, um die Sprache der Kleidung zu verstehen. Ich möchte, daß Sie in allen Situationen des Berufslebens tipptopp aussehen, denn nur dann wird Ihnen gelingen, was ich Ihnen in jeder Lebenslage wünsche – daß Sie selbstbewußt und relaxed auftreten, weil Sie gar nicht mehr an Ihre Kleidung denken. Und in welchem Outfit das der Fall sein wird, können Sie selber am besten einschätzen.

An die Arbeit!

Die Arbeit nimmt im Leben der meisten Menschen eine zentrale Rolle ein. Ich verbringe einen Großteil meiner Zeit damit, meine Kundinnen für ihren Job einzukleiden – Ärztinnen, Anwältinnen, Managerinnen, Unternehmerinnen, Floristinnen, Finanzberaterinnen, Hausfrauen, Lehrerinnen, Krankengymnastinnen, Pressereferentinnen, Therapeutinnen, Graphikdesignerinnen, Sängerinnen, Schauspielerinnen, Immobilienmaklerinnen, Autorinnen, Mediatorinnen, Bankangestellte und Dozentinnen. Wenn ich meine Kundinnen frage, wie sie in ihrer Arbeit wahrgenommen werden möchten, kommen in fast jeder Antwort folgende Attribute vor: kompetent, aufgeschlossen, intelligent, selbstbewußt, vertrauenerweckend. Mit einem Wort: Die Frauen möchten professionell aussehen. Tatsächlich hat mir noch keine einzige geantwortet: »Ich will auf meine Vorgesetzten rätselhaft wirken, schwer einzuschätzen; ich will, daß ihnen nie so ganz klar wird, ob ich wirklich die Richtige auf dem Posten bin.«

Genau das aber passiert, wenn Sie versäumen, durch Ihre Aufmachung Ihre Professionalität zu unterstreichen; wenn Sie nicht dafür sorgen, daß Ihr Outfit die richtigen Botschaften vermittelt. Ein Beispiel: Pam, dreifache Mutter, brauchte dringend eine Ärztin. Ihre Hausärztin war nach Deutschland ausgewandert, und sie hatte noch keine neue aufgetrieben. Jetzt hatte ihre Jüngste Fieber, Schluckbeschwerden und dick geschwollene Mandeln. Pam telefonierte herum, ließ sich von einer Freundin eine Ärztin empfehlen und schaffte es, noch am gleichen Tag einen Termin für ihre Tochter zu bekommen. Pam kam mit der Kleinen in die Praxis, füllte das Formular aus und wurde ins

Sprechzimmer gebeten. Die Ärztin war Ende Dreißig und trug eine kurzärmelige Bluse mit einem Muster, das aussah wie ein Silvesterfeuerwerk: eine einzige wilde Farbexplosion. Dazu hatte sie eine schwarze, ausgebeulte Schlupfhose aus Baumwollstrick an. Sie trug die Bluse in die Hose gesteckt, so daß man den elastischen Bund sehen konnte – was dem Ensemble den Charme eines Strampelanzugs verlieh. An den Ohren hatte sie knallbunte Ohrgehänge aus Plastik, die wie kleine Mobiles aussahen und in einen farblichen Dialog mit der Bluse vertieft schienen. Ihr Make-up bestand aus hellblauem Lidschatten und pinkfarbenem Lippenstift. Ihre Frisur sah aus, als hätte sie morgens keine Zeit mehr für die Dusche gehabt. Und um das Ganze abzurunden, hatte sie weiße Turnschuhe an.

Während die Ärztin Pams Tochter untersuchte, sah Pam sich diskret im Sprechzimmer um. Sie suchte unwillkürlich nach Anhaltspunkten, die belegen konnten, daß die Dame tatsächlich Ärztin war – medizinische Fachzeitschriften, Regale mit Nachschlagewerken, eine eingerahmte Doktorurkunde. An der Erscheinung der Frau gab es nichts, was Pam auf selbstverständliche Weise die Sicherheit vermittelt hätte, es mit einer echten Ärztin zu tun zu haben. Pams Aufmerksamkeit war völlig absorbiert von dem Bemühen, die äußere Erscheinung der Frau mit der Empfehlung durch ihre Freundin unter einen Hut zu bringen. Die Rechnung wollte partout nicht aufgehen.

Lag hinter ihrem absurden Outfit die Absicht, als Kinderärztin ihre kleinen Patienten aufzuheitern? Das konnte es nicht sein – auf ihrem Praxisschild stand »Allgemeinmedizin«. Die Ärztin stellte die Diagnose, schrieb ein Rezept aus, und Pams Tochter wurde wieder gesund. Ging Pam je wieder zu der Ärztin? Nein, Pam fand eine andere. Es war ihr unmöglich, einer Frau ärztliche Kompetenz zuzutrauen, die aussah, als könnte sie Kindergartenhelferin sein, aber nicht wie jemand, der jahrelang Medizin studiert hat.

Wenn die Erscheinung einer Person nicht zu ihrem beruflichen Status paßt, reagieren wir verunsichert. Wir sind abgelenkt und suchen unwillkürlich nach handfesten Beweisen für ihre Seriosität. Mit jemandem, der aussieht, als ob er seinen Job nicht mit dem gebührenden Ernst ausübt, wollen wir keine Geschäfte machen. Im Arbeitsleben erwartet man angemessene Kleidung, damit das Outfit des Gegenübers nicht ablenkt und man sich auf die Sache konzentrieren kann.

Ich darf also davon ausgehen, daß Sie alle in Ihrem Berufsleben professionell aussehen wollen. Deshalb werde ich Sie in die Symbolik von Kleidung einführen – in die geheime Sprache der Farben, Stoffe, Materialien, Schnitte, Muster und Details. Dann können Sie genau die Botschaften, die Sie an Ihrem Arbeitsplatz vermitteln wollen, in Ihren Outfits zum Ausdruck bringen. Ich gebe Ihnen diese Zusammenstellung mit freundlicher Genehmigung von Cheryl Birch, ehemalige Imageberaterin. Sie werden nicht glauben, wie einfach sie das Anziehen macht. Es ist ein bißchen wie die vorgezeichneten Bilder, die Sie als Kind mit Farben ausgemalt haben, wo jede Farbfläche mit einer Nummer für die entsprechende Farbe gekennzeichnet war.

Bringen Sie **Farbe** in Ihren Arbeitsalltag!

Farben senden Botschaften aus, wie ein Funkturm Signale aussendet. Die Farbe ist unter allen Symbolen, die es in der Kleidung gibt, der stärkste Kommunikator. Sie spricht die Seele, den Verstand und die Emotionen an. Intensive Farben sind erregend – Pink, leuchtendes Orange, Wassermelonenrot –, ermüden aber auf die Dauer das Auge des Betrachters. Die Seminarleiterin eines ganztägigen Kurses würde nicht im scharlachroten Kostüm auftreten. Dagegen hält man den Anblick einer neutralen oder gedeckten Farbe mühelos über einen langen Zeitraum aus –

Camel, Creme, Hellgrau, Taupe kann man einen ganzen Tag vor Augen haben, ohne daß es irgendwann zu flimmern beginnt. Das ist der Grund, weshalb neutrale Farben im Geschäftsleben so verbreitet sind. Sie sind für das Auge unanstrengend.

Intensive Farben hinterlassen einen nachhaltigen Eindruck. Das wiederum ist der Grund, weshalb es im Geschäftsleben klug ist, sie dennoch – wenn auch in homöopathischen Dosen – einzusetzen. Dabei gilt: Je stärker der Farbkontrast, desto mehr Autorität steckt in der Botschaft; je geringer der Kontrast, desto niedriger das Autoritätslevel. Wenn Sie sich also für eine Situation ankleiden, in der Sie Autorität ausstrahlen wollen, zum Beispiel als Schuldirektorin, sind Sie mit Anthrazit und Weiß gut beraten, während Himmelblau und Hellgelb ungeeignet wären.

Wir reagieren automatisch auf Farben. Wir können uns nicht dagegen wehren. Sie alle haben die Wirkung von Farbe schon selbst erlebt – sei es bei einem Mann im dunklen Anzug, einer Frau im roten Kleid oder einem Kleinkind in Babyblau. Die Farben, die wir an anderen sehen, vermitteln uns eine nachhaltige Botschaft. Wir unterstellen unwillkürlich, daß diese Botschaft beabsichtigt ist – schließlich hat unser Gegenüber die Farben seiner Kleidung frei gewählt. Senden Sie die Botschaft, die Sie beabsichtigen? Ich werde Ihnen eine kurze Einführung in die Symbolsprache der Farben geben. In der untenstehenden Liste finden Sie zu jeder Farbe die entsprechende Bedeutung oder emotionale Stimmung, die im allgemeinen mit ihr assoziiert wird. Wenn Sie die jeweilige Farbe tragen, kommunizieren Sie diese Bedeutung. Sobald wir diese Farbe an Ihnen sehen, gehen wir davon aus, daß Sie genau so sind, wie die Farbe es vermuten läßt. Und es ist schwer, uns vom Gegenteil zu überzeugen. Hier ist die Liste:

DUNKELBLAU ehrlich, integer, vertrauenswürdig, fleißig, organisiert

SCHWARZ gebildet, machtbewußt, einflußreich, durchsetzungsfähig, geheimnisvoll, sinnlich

WEISS frisch, sauber, optimistisch, verläßlich, kreativ, expressiv

REHBRAUN/CREME / CAMEL elegant, aufgeschlossen, umgänglich, vertrauensvoll

BRAUN stabil, ruhig, ausdauernd, beharrlich

ROST freundlich, zugänglich, beide Beine auf der Erde

ANTHRAZIT charakterstark, selbstbewußt, kultiviert

BURGUNDER/KASTANIE klassisch, vornehm, elegant, förmlich

PFLAUME aristokratisch, diplomatisch, weltläufig

PETROL erfinderisch, gelassen, ausgleichend

INDIGO (DUNKLES BLAUVIOLETT) kreativ, ungewöhnlich, künstlerisch, intuitiv

ROT dramatisch, selbstsicher, aktiv, energisch, mutig

ORANGE gesellig, humorvoll, begeisterungsfähig, mitfühlend

GELB kreativ, offen, heiter, fröhlich, optimistisch

GRÜN fürsorglich, freundlich, liebevoll, umgänglich, hilfsbereit

BLAU kommunikativ, logisch, rational, ausgleichend, inspirierend, aufrichtig, neuen Ideen gegenüber skeptisch, hohen Idealen verschrieben

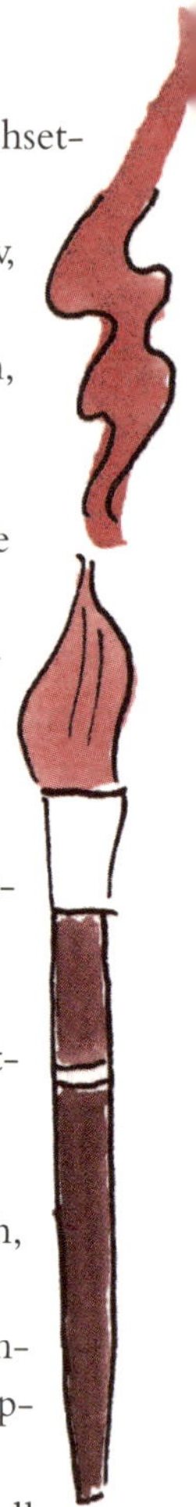

LILA sensibel, ungewöhnlich, medial begabt, spirituell, exotisch, stark auf das innere Selbst und die spirituelle Orientierung im Leben ausgerichtet

ROSA zurückhaltend, vornehm, musisch, Farbe der Liebe, unerschütterliche Treue zu Menschen, Orten, Idealen

KORALLE Kombination der Attribute von Rosa und Orange

LAVENDEL meist ein Mensch, der seine Richtung im Leben sucht, kann sehr ergeben, bescheiden, schüchtern sein

TÜRKIS/AQUATÖNE Kombination der Attribute von Blau und Grün, offen, ausgleichend, freundlich; kräftiges Türkis: eher extrovertiert; blasses Türkis: eher zurückhaltend

SILBER Farbe der Kunst, kreativ, ausgeglichen

MINT Kombination der Attribute von Indigo und Lila; Ruhe, innere Stärke

Sie können Ihre Botschaft ausstrahlen, indem Sie einfach nur die entsprechende Farbe tragen.

Die **Symbolsprache** der Kleidung

Wenden wir uns als nächstes der Symbolik der Materialien zu. Glatte, feine Stoffe sind formell; kräftige, robuste Stoffe sind informell und signalisieren Zugänglichkeit. In früheren Jahrhunderten trugen arme Leute Kleidung aus grobem Tuch. Es hat sich eingebürgert, daß legere Kleidung aus derberen, kräftigeren Materialien besteht als elegante Kleidung. Abendgarderobe ist normalerweise aus glänzenden, dichtgewebten Stoffen. Am legersten wirken stark strukturierte Stoffe wie Cord oder Tweed.

Die Sprache der Streifen: Vertikale, gerade Streifen stehen für Autorität und flößen Respekt ein. Denken Sie an Nadelstreifen. Sie werden oft von einflußreichen Leuten in höheren Positionen getragen, zumindest in den traditionellen Branchen – beispielsweise bei Bankern und Anwälten. Wellige Linien sind zugänglicher, weniger steif. Kreisformen sind verspielt (denken Sie an große Plastikbälle oder an die Sonne). Mäandernde Linien stehen für gebremste Dynamik und ziellose Bewegung – eine Botschaft, die Sie in Ihrer beruflichen Umgebung wahrscheinlich nicht unbedingt ausstrahlen wollen.

Auch Muster haben ihre eigene Symbolik, mit der sich eher formelle oder eher informelle Töne anschlagen lassen. Ein Jacquardstoff strahlt mehr Professionalität aus als ein mehrfarbiges

Muster. Gleichmäßige, symmetriebetonte Muster wirken professioneller als wilde, abstrakte Drucke. Kleine Muster sind stumm, nahezu undefiniert und verschwimmen oftmals zu einer Farbfläche, während große Muster lebhaft, energiegeladen und lärmend sind. Können Sie sich einen Clown in dunkelblauer Wollgabardine mit Nadelstreifen vorstellen? Nein – er packt sein Publikum mit bunten Farben und großen Mustern. Denken Sie daran, daß die Botschaften wirken, egal ob sie von Ihnen beabsichtigt sind oder nicht.

Accessoires sind das I-Tüpfelchen bei einem Outfit und transportieren ebenfalls Botschaften. Die Leute suchen ihr Gegenüber unbewußt nach bestimmten Symbolen ab, aus denen sie Rückschlüsse auf die Professionalität ziehen. Wie viele Leute tragen Rolexuhren wegen der starken Message von Erfolg, die sie vermitteln?

Zu einem Outfit, das hohe Professionalität signalisiert, gehören zum Beispiel ein Blazer, Strumpfhosen, elegante Schuhe und eine Reihe von Accessoires (Ohrschmuck, Gürtel, Armbanduhr, Anstecknadel, Schal oder Halskette). Bei einem legeren Outfit können Sie einen bunteren Mix zusammenstellen. Statt eines einfarbigen Hosenanzugs können Sie eine taupefarbene Hose mit einer schwarzen Jacke kombinieren. Weitere Elemente eines legeren Stils sind: strukturierte Materialien, gemusterte Stoffe, mehr als nur ein oder zwei Farben in einem Outfit. Accessoires, die durch Bewegung oder Geräusche auffallen, sind ebenfalls bezeichnend für ein legeres Outfit.

Zu guter Letzt sei noch gesagt, daß Ihrem Gegenüber nicht verborgen bleibt, wie Ihre Kleidung sitzt. Schlecht sitzende Kleider senden eine Botschaft aus, die Sie mit Sicherheit vermeiden wollen: Sie signalisieren Nachlässigkeit und einen niedrigen IQ. Kleinigkeiten, die Ihnen selbst nicht mehr auffallen, weil Sie daran gewöhnt sind, stechen den Leuten, denen Sie begegnen, als erstes ins Auge – schlecht sitzende oder gar keine Unterwäsche, ein Slip, der sich abzeichnet, ein loses Jackenfutter. Seien Sie morgens beim Anziehen vor dem Spiegel so penibel wie möglich, dann brauchen Sie tagsüber während der Arbeit keinen Gedanken mehr an Ihre Kleider verschwenden.

Leggings am **Arbeitplatz**?

Der Trick ist der. Sie können ohne weiteres professionelle und legere Symbole kombinieren – vorausgesetzt, die Kombination ergibt das passende Statement für Ihre Arbeitsumgebung oder Ihre Kundschaft. Eine Tierärztin muß eine andere Message vermitteln als eine Rechtsanwältin. Eine Werbemanagerin stellt sich anders dar als eine Richterin. Der Dresscode von Juristinnen und Bankerinnen ist nahezu der gleiche. In der Werbe- und Modebranche herrscht ein deutlich höheres Modebewußtsein. Wenn Sie mit der Symbolsprache von Kleidung vertraut sind, können Sie Ihren eigenen Dresscode entwerfen, der präzise auf Ihre berufliche Position abgestimmt ist.

Ich habe eine Aufstellung für Sie gemacht, aus der Sie auf einen Blick ersehen können, welche Symbole in die professionelle und welche in die legere Richtung gehen. Mir ist natürlich klar, daß es heute generell eine Tendenz zu legereren Outfits gibt, egal in welcher Branche man sich umsieht. Aber man muß diese Entwicklung als eine Abwandlung traditioneller Business-Dresscodes verstehen, dann liegt man richtig. Der Akzent liegt immer noch auf Business – verzichten Sie also in keinem Fall ganz auf professionelle Symbole.

Professionell/ formell

- **Farben** Marine, Grau, dunkle Töne, starke Kontraste, maximal ein bis zwei Farben
- **Stoffe** glatte, feine, dichte Gewebe

- **Muster** kleine oder dezente Muster, einfarbige Streifen, ungemusterte Stoffe
- **Streifen** vertikal, gerade
- **Armbanduhr** Metallarmband, feines Leder
- **Schmuck** Gold, Silber, nicht baumelnd
- **Handtaschen** geprägtes Leder
- **Schuhe** Pumps

Leger/ informell

- **Farben** hell, bunt, viele Farben, schwache bis mittlere Kontraste
- **Stoffe** strukturierte Tweeds, locker gewebte Stoffe, Mix aus unterschiedlichen Materialien
- **Muster** florale Drucke, große, abstrakte, wilde Muster
- **Streifen** wellig, mäandernd, kreisförmig
- **Armbanduhr** sportive oder modische Modelle
- **Schmuck** baumelnde Ohrringe, Amulett-Armbänder, Armreifen
- **Handtaschen** Textil, weiches Leder
- **Schuhe** Sandalen, Turnschuhe

Wenn Ihre Arbeitsumgebung eher formell ist und Sie in der Regel im Hosenanzug oder Kostüm zur Arbeit gehen, ist Ihr Dresscode unkompliziert. Halten Sie sich einfach an die Liste der professionellen Symbole. Ziehen Sie beispielsweise ein Kostüm in Dunkelblau, Anthrazit oder Schwarz an, vielleicht mit einem feinen Nadelstreifen. Das Material könnte Wollgabardine sein, ein besonders dicht gewebter Stoff. Legen Sie Ohrstecker an (keine baumelnden Ohrringe) und stecken Sie sich eine Anstecknadel ans Revers. Nehmen Sie eine schlichte, glatte Lederhandtasche in einer klaren Form, zum Beispiel rechteckig. Tragen Sie Strumpfhosen und Pumps. Sie sehen: Für Sie ist es kinderleicht, tipptopp im Job gekleidet zu sein. Sie brauchen nur dem Rezept zu folgen. Jeder, der Sie sieht, schreibt Ihnen sofort hohe Kompetenz zu.

Würden Sie morgen an Ihrem Arbeitsplatz in einem orangegelben Hawaii-Hemd und einem Wickelrock aus grobem Leinen auftauchen, mit großen, bunten Ohrgehängen von Carmen Miranda und mit zehenfreien Sandalen, würden Ihre Kollegen und Kunden davon ausgehen, daß Sie nicht zum Arbeiten ins Büro gekommen sind, sondern um sich in die Ferien zu verabschieden.

Geht Ihnen langsam ein Licht auf, warum die »Legere Businesskleidung« so viel Verwirrung gestiftet hat? Weil sie die Leute veranlaßte, morgens vor ihren Schrank zu treten, ihre Freizeitklamotten herauszuholen und in Hawaiihemden, zerschlissenen Jeans oder, noch schlimmer, Leggings zur Arbeit zu gehen. Eine Stil-Katastrophe!

Lassen Sie uns jetzt ein paar Symbole aus der Liste für professionelle Outfits herausgreifen und in eine legere Arbeitsumgebung bringen. Wie wär's zum Beispiel hiermit? Ziehen Sie eine schwarze Jeans aus Baumwollstretch an und dazu eine steife weiße Baumwollbluse. Legen Sie sich einen leichten Pullover über die Schultern und verschlingen Sie die Ärmel zu einem Knoten. Legen Sie einen glatten, schwarzen Gürtel an und schlüpfen Sie in schwarze Loafers. Dazu paßt eine Armbanduhr mit Metallarmband. Der starke Kontrast zwischen dem Schwarz der Hose und dem Weiß der Bluse signalisiert immer noch Autorität. Die glatten Materialien bewirken ein professionelles Erscheinungsbild, auch wenn die Einzelstücke für sich genommen eher eine legere Symbolik vermitteln. Der Schmuck beweist Understatement (und weist damit auf Professionalität hin), der Pullover wirkt unkompliziert und läßt Sie zugänglicher erscheinen, als ein Jackett es tun würde. Er gestaltet das Gesamtbild freundlicher, wenn auch weniger professionell als ein Kostüm oder Hosenanzug. Diesem dritten Teil – also Ihrer Entscheidung für einen Pullover, eine Strickjacke, ein leicht strukturiertes Jackett oder einen steifen Blazer – kommt in punkto Professionalität die größte Bedeutung zu. Je nachdem wofür Sie sich entscheiden, können Sie einen höheren oder geringeren Grad an professioneller Coolness zum Ausdruck bringen.

Sind Sie bereit, ein etwas kniffligeres Problem anzugehen? Was zieht man zu einem Geschäftsessen oder einer Betriebsfeier an? Auch hier liegt der Akzent wieder auf dem »Geschäft«. Und im Geschäftsleben zeigt man kein Dekolleté. Man trägt keine Minis oder hautengen Kleider. Der Anlaß ist ein geschäftlicher, auch wenn die Umgebung weniger steif als im Arbeitsalltag ist. Relaxte Freizeitkleidung ist also ebenso fehl am Platz wie zu viel Figurbetonung oder zu viel Haut. Halten Sie sich an die Business-Symbole, und mildern Sie sie ein wenig ab in Richtung leger. Ziehen Sie beispielsweise ein dunkles Kleid an, das den Körper umspielt, aber nicht jede Rundung nachzeichnet. Mit betonten Schultern können Sie den legeren Gesamteindruck wieder etwas vermindern. Schulterpolster oder Revers sind beides professionelle Symbole.

Bekommen Sie langsam Lust, Ihren eigenen Dresscode zu entwerfen? Diese Symbollisten erleichtern die Sache ungemein, stimmt's? Sobald Sie wissen, mit welchen Elementen Sie Professionalität demonstrieren können, stellen Sie im Handumdrehen genau die Outfits zusammen, mit denen Sie die Erwartungen Ihrer Kunden und Kollegen spielend erfüllen und jeden skeptischen Blick sofort entwaffnen. Falls Ihre Arbeitsumgebung eher leger ist, brauchen Sie sich nur an das Prinzip zu halten, nie völlig auf professionelle Symbole zu verzichten.

Tipptopp im Job **aussehen** ist das gleiche wie
Tipptopp im Job **sein**.
Das ist die Formel.
Und jetzt **ziehen Sie sich an**, und **gehen Sie arbeiten**.

Partys, Bälle, Galadiners – Relaxed zu allen Festivitäten

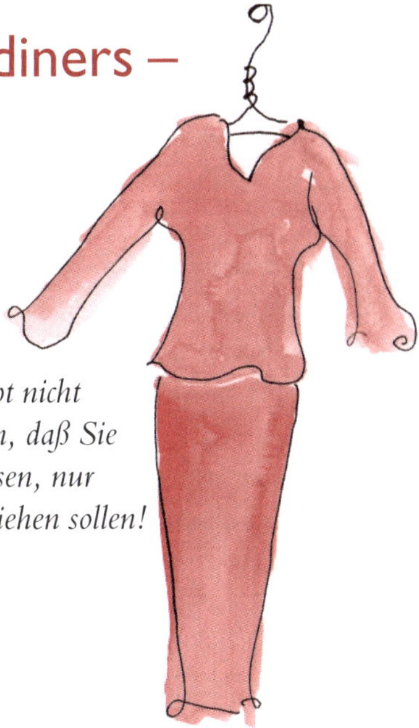

Ist Ihre Ausgehgarderobe so schlecht bestückt, daß Sie überhaupt nicht mehr ausgehen? Ich will verhindern, daß Sie im Leben irgendeinen Spaß verpassen, nur weil Sie nicht wissen, was Sie anziehen sollen!

DARF ICH IHNEN EIN PAAR FREUNDINNEN VORSTELLEN? Rita wäre glücklich, wenn sie in Hosenanzügen durchs Leben gehen könnte. Hosenanzüge morgens, Hosenanzüge mittags, Hosenanzüge abends. Wenn sie shoppen geht, kommt sie mit einem Hosenanzug nach Hause. Wenn sie ihren Kleiderschrank öffnet, sieht sie Hosenanzüge, nichts als Hosenanzüge. Und wenn sie eine Einladung zu einer »Strand-Fun-Party« bekommt, mit der eine Freundin am dreißigsten Juli um drei Uhr dreißig ihren dreiunddreißigsten Geburtstag feiern will, dann flippt sie aus. Sie fühlt sich in strandtauglichen Freizeitklamotten so wohl wie ein Basketballheld in einem rosa Tütü.

Ellie ist »Miss Leger«. Jeans, Cordhosen, T-Shirts und wetterfeste Schnürstiefel sind ihr liebstes Alle-Tage-Outfit. Obwohl Sie im Herzen nach Montana gehört, wohnt sie in Sausalito. Das Telefon klingelt, und ihr Mann sagt: »Schatz, besorg dir irgendwas Abendtaugliches. Mein Chef hat einen Tisch auf dieser Wohltätigkeitsgala reserviert. Samstag abend. Keine Chance abzusagen – wir müssen hin.« Ellie bekommt Herzrasen und kreischt: »Hilfe!«

Jeder hat seine Wohlfühlzone, seine Ausflippzone und genau in der Mitte von den beiden seine Jammerzone. »Ich will aber nicht!« Nichts da, Sie haben zugesagt, also gehen Sie auch bitte hin. Zu wissen, was Sie anziehen sollen, ist schon die halbe Miete.

Ich möchte Ihnen ein paar Optionen vorschlagen, die Sie davor bewahren, auszuflippen, sich unter der Decke zu verkriechen oder aus Verzweiflung eine Absage zu schicken. Last-Minute-Shopping gehört definitiv nicht zu diesen Optionen. Wenn Sie nichts im Schrank haben und erst etwas Neues kaufen müssen, steigt der Druck ins Unermeßliche und mit ihm das Irrtumsrisiko. Was wollen Sie tun, wenn Sie in der verbleibenden Zeit nichts finden? Last-Minute-Shopping ist etwa so erfolgversprechend wie ein Supermarkteinkauf mit knurrendem Magen. Sie kommen mit vier Tüten voll Lebensmitteln nach Hause, aber haben nichts zum Abendessen.

Die erste Voraussetzung ist natürlich, daß Sie wissen, was für ein Outfit bei dem Event von Ihnen erwartet wird. Können Sie sich noch an die Zeiten erinnern, als jedes Kind wußte, was man in der Oper anzieht? Heute gehen manche Leute in Jeans in die Oper. Davon rate ich ab.

Verwirrend kann aber auch schon eine simple Privatparty sein. Lee bekam eine schriftliche Einladung zu einer Grillfete, auf der das vieldeutige Attribut »informell« stand. Unter »informell« verstand sie Shorts und T-Shirt. Als sie zu der Party kam, hatten alle anderen weiblichen Gäste Röcke oder Kleider an. Ihre gute Laune war schlagartig dahin.

Ist Ihre Ausgehgarderobe so schlecht bestückt, daß Sie überhaupt nicht mehr ausgehen? Ich will verhindern, daß Sie im Leben irgendeinen Spaß verpassen, nur weil Sie nicht wissen, was Sie anziehen sollen! Ich werde Ihnen helfen, relaxed zu allen Galas, Bällen und Parties zu gehen, genauso wie ins Kino, Theater, Restaurant oder zu Vorträgen und Preisverleihungen. Mit einer einfachen Formel, ein paar Beispielen und einer Liste von elementaren Kleidungsstücken werden Sie für jeden Anlaß gewappnet sein und vielleicht sogar einen tollen Abend haben. Zumindest werden Sie sich nicht den Kopf über Ihre Kleider zerbrechen.

Beginnen Sie mit »etwas Besonderem«. Die Grundformel lautet: Wenn Sie ausgehen, müssen Sie so aussehen, als ob Sie sich für den Abend schön gemacht haben. Sie wollen Ihren Gastgeber oder Ihr Date ja nicht in dem Glauben lassen, daß Sie keinen Gedanken an Ihr Outfit verschwendet haben. Das wäre mangelnder Respekt, und Sie selber würden es am meisten bereuen, weil Sie sich den ganzen Abend nur über sich ärgern würden – keine gute Voraussetzung, um Spaß zu haben.

Egal, ob Sie zu einer Party, einem Ballettabend oder einer Wohltätigkeitsgala gehen, Sie müssen mindestens ein herausragendes, besonderes Stück anhaben. Das kann ein Pantoffel in Leopardenoptik sein, ein paillettenbesetztes Top, ein exquisites Abendtäschchen oder eine exotisch gemusterte Strumpfhose. (Lesen Sie noch einmal den Abschnitt über das Festtags-Modul im Kapitel Zaubern mit Modulen, um auf Ideen zu kommen.)

Wenn Sie ein Ensemble aus mehreren eleganten Einzelstücken in einem schlichten Design haben, zum Beispiel in Schwarz oder einem edlen Metallicton, kommen Sie so gut wie überall hin. Zu einem besonders eleganten Anlaß tragen Sie das Ensemble als Ganzes, für weniger festliche Gelegenheiten nehmen Sie eines der Einzelstücke und kombinieren es mit einem zurückhaltenderen Stück. Eine Abendhose mit passender Tunika, zum Beispiel aus Seidensatin, läßt sich mit den Accessoires aus dem Festtags-Modul zu einem glanzvollen Highlight aufwerten. Kombinieren Sie die gleiche Tunika mit einer Wollcrêpe-Hose und schlichten Pumps, haben Sie das Passende für einen Restaurantbesuch oder eine Privatparty, auf der Sie leger, aber nicht alltäglich angezogen aussehen wollen.

In einem der letzten Kapitel habe ich Ihnen schon von der blitzartigen Verwandlung eines Tages- in ein Abendoutfit erzählt – Sie huschen nach Feierabend im Büro kurz auf die Toilette und verwandeln durch ein paar Zaubertricks den Businesslook in einen Party-Look. Ich liebe diese Tricks und will Ihnen ein paar davon verraten. Auch wenn Sie nicht berufstätig sind, könnte der eine oder andere Sie auf die Idee zu einem Outfit für Ihren nächsten Ausgehabend bringen.

Was sich auf dem Weg von der Arbeit zu Ihrem Abendtermin verändert, ist die Stimmung. Also wollen wir aus Ihrem Outfit den seriösen Touch herausnehmen und ein paar Zutaten hineinbringen, die seine »Stimmung« in Richtung Feierlaune verändern. Die üblichen Zutaten dafür sind **Glitzer, Glanz, mehr Haut, mehr Sexyness** und Kleidungsstücke oder Accessoires, die irgend etwas Besonderes an sich haben. Zu einem festlichen Outfit gehört ein Eyecatcher – das kann eine glänzende Bluse oder eine Jacke aus einem ungewöhnlichen Stoff sein, ein freizügiges Dekolleté, ein geschlitzter Rock, eine weite fließende Hose oder ein verrücktes Paar Schuhe (das bequem und trotzdem ein Hingucker sein sollte), in dem Sie mehr Fuß zeigen als in Ihren Büropumps. All das sind Elemente, mit denen Sie Ihr Outfit im Handumdrehen verwandeln können.

Hier sind ein paar Dinge, nach denen Sie Ausschau halten können:

Interessante Tops. Eine Bluse, die sich außen über der Hose tragen läßt. Sie braucht nur das eine oder andere witzige Detail zu haben und aus einem glänzenden Stoff in einer aufsehenerregenden Farbe zu sein – entweder ein heißes Orange, Kiwigrün oder Wassermelonenrot oder aber ein kühles, glamouröses Platin, Creme oder Taupe – schon haben Sie Ihr Tagesoutfit in ein Abendensemble mit Flair verwandelt.

Ein pailletten- oder perlenbesetztes T-Shirt. Danach sollten Sie am besten beim ziellosen Schlußverkaufsbummel in einem Kaufhaus die Augen offen halten. So etwas findet man merkwürdigerweise eher, wenn man gerade nicht auf der Suche nach »vernünftigen« Kleidungsstücken ist. Dann springen sie einem förmlich entgegen, manchmal sogar vom Wühltisch. Dieses simpelste aller Kleidungsstücke kann einen Businessanzug in etwas verwandeln, das unüberhörbar »Party!« ruft.

Eine gemusterte Bluse. Ein buntes, spritziges Muster auf einer Bluse aus fließendem oder matt schimmerndem Stoff weckt genauso sicher die lockere Feierabendlaune.

Ein Abendpulli. Wenn Sie einen finden, werden Sie ihn sofort erkennen – daran, daß Sie ihn nie zur Arbeit tragen würden. Er könnte zum Beispiel eine perlenbesetzte Einfassung haben oder mit Kristallen oder Pailletten verziert sein.

Ein schöner Schal aus edlem Material (Taft, hauchdünner Chiffon mit Applikationen, farbig bedruckter Samt) macht aus Ihrem schwarzen Businessanzug ein Abendoutfit – schneller, als Sie »Abrakadabra« sagen können.

Eine Abendtasche oder ein originelles Partytäschchen. Eine Abendtasche erkennen Sie daran, daß sie deutlich kleiner ist als die Taschen, die Sie tagsüber benutzen. Sie sollte so groß wie ein Briefumschlag sein – nicht wie ein DIN-A4-Kuvert, sondern eines, in dem Sie einen Geschäfts- oder Liebesbrief oder eine Glückwunschkarte verschicken würden. Ich meine wirklich etwas Kleines! Halten Sie nach ausgefallenen Materialien Ausschau oder nach knalligen Farben, wenn Sie zu einer zwanglosen Fun-Party eingeladen sind.

Pantoletten oder Riemchensandalen. Probieren Sie, wenn es sein muß, Dutzende an, bis Sie ein Paar finden, in dem Sie bis zur nächsten Ampel laufen können. Wer weiß, wo Sie einen Parkplatz finden!

Wenn Sie nicht **bequem** einmal durch die ganze Schuhabteilung und wieder zurück gehen können, packen Sie die zierlichen Schühchen wieder in das Seidenpapier, stecken Sie sie in den Karton zurück, und **suchen Sie weiter!**

Ein Businessanzug, den Sie bis 17 Uhr mit Pumps und weißer Bluse getragen haben, wird zum sexy Abendanzug, wenn Sie die Pumps ausziehen und in zehenfreie Sandalen schlüpfen, ein pailletten- oder perlenbesetztes T-Shirt überziehen oder sich einen Glitzerschal um den Nacken schlingen. Voilà! Schon sind Sie mitten im Geschehen. Tragen Sie zu zehenfreien Sandalen keine Nylons. Wenn Sie unbedingt Nylons tragen wollen, nehmen Sie Slingbacks.

Eine Farbexplosion. Egal, ob auf Bluse, Tasche, Schuh oder Hose – ein kleines, prickelndes Farbfeuerwerk muß sein.

Erinnern Sie sich an »Miss Leger«, die ich Ihnen vorhin vorgestellt habe? Ihr geht nichts über Bequemlichkeit. Also würde ich sie in eine Hose mit elastischem Bund stecken, allerdings eine aus Samt oder Seide. Dazu würde ich ihr eine Tunika geben – entweder aus dem gleichen Material oder aus einem anderen Material in der gleichen Farbe. Eine lange Halskette könnte etwas Dramatisches beisteuern, dazu schicke Pumps und eine kleine Handtasche. Ich würde alles im selben Farbton halten – zum Beispiel Schwarz, Taupe oder Anthrazit. Schon hätte sie eine legere, elegante Silhouette, ohne sich eingeengt zu fühlen – eine absolut tragbare Lösung, in der sogar eine Bequemlichkeitsfanatikerin wie Ellie einen Abend entspannt genießen könnte.

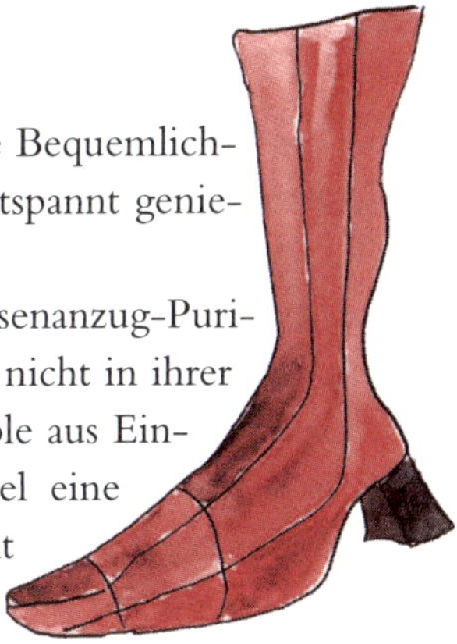

Was würde ich Rita empfehlen, der Hosenanzug-Puristin? Die Strand-Fun-Party liegt definitiv nicht in ihrer Wohlfühlzone. Ich würde ihr ein Ensemble aus Einzelstücken zusammenstellen, zum Beispiel eine Hose aus Baumwollstretch, ein T-Shirt mit rundem Ausschnitt und ein kurzes, leichtes Leinenjäckchen mit Kragen und Dreivierteärmeln. In diesem Outfit hätte sie eher ihr vertrautes Hosenanzug-Gefühl als in einem Chiffon-Sommerkleid mit Espadrillen.

Es gibt immer einen Weg, angemessen gekleidet zu Events zu gehen, die außerhalb Ihrer Wohlfühlzone liegen. Nehmen Sie den Dresscode, der erwartet wird, lediglich als Ausgangspunkt, und versuchen Sie einen Kompromiß zu finden zwischen dem, worin Sie sich wohl fühlen, und dem, was angemessen ist. Wenn sie dabei eine Gratwanderung machen müssen, nutzen Sie die Gelegenheit, um Ihr Wissen über die Bandbreite der Möglichkeiten und den Interpretationsspielraum von Dresscodes zu bereichern. Holen Sie sich ein Glas Wein, sobald Sie angekommen sind, entspannen Sie sich – und beobachten Sie. Was tragen die anderen? Wenn zu einer »informellen« Party eingeladen wurde, schauen Sie, wie die anderen das interpretiert haben. Tragen sie eine Bügelfaltenhose mit einem Twinset und schönem Schmuck? Oder vielleicht ein leger geschnittenes Kleid aus einem hübsch gemusterten Stoff? Oder Blue Jeans mit einem witzigen Top? Sammeln Sie Anregungen für zukünftige Events, auf die Sie zurückgreifen können, wenn Sie mal wieder ratlos sind. Ich wette, daß es eine breite Vielfalt sein wird. Finden Sie einen Weg, sich selber und Ihrem Wohlgefühl treu zu bleiben und gleichzeitig den Anlaß zu würdigen.

Zu jedem Anlaß Blue Jeans zu tragen, ist etwas für resignierte Aussteiger. Die Frage ist doch die: Wie können Sie eine Brücke bauen, so daß Sie sich in Ihrer Haut wohl fühlen und gleichzeitig in die Umgebung passen, in der Sie sich aufhalten? Es gibt tausend Möglichkeiten, diese Brücke zu bauen – mit Farben, Stoffen, Mustern, Schnitten, Formen. Wenn Sie sich auf vermintes Gelände wagen müssen, gehen Sie einfach behutsam vor – nehmen Sie sich nur ein oder zwei Elemente aus dem formellen beziehungsweise aus dem informellen Spektrum. Entfernen Sie sich von Ihrer Wohlfühlzone nur so weit, wie unbedingt nötig, um sich auf das Event einzustimmen.

Wenn Sie immer noch ratlos sind, was Sie anziehen sollen, lassen Sie sich von der Entscheidung für eine Farbe leiten. Sehen Sie sich die Farbpalette im Kapitel »Tipptopp im Job« noch einmal an und entscheiden Sie, welche Farbe der Stimmung entspricht, mit der Sie zu Ihrem Event gehen. Ist es eine Party, auf der Sie extrovertiert, ausgelassen und für jeden Spaß zu haben sein wollen? Tragen Sie Gelb. Wollen Sie Empfindsamkeit und einen Hauch Exotik ausstrahlen? Versuchen Sie es mit Lila. Fühlen Sie sich romantisch? Tragen Sie Rosa. Wollen Sie rätselhaft wirken? **Tragen Sie Schwarz.**

Sehr gut, nun sind Sie für Ihre Festivitäten besser gewappnet als zu Anfang dieses Kapitels. Bei einem Thema aber, das kann ich Ihnen zum Schluß gestehen, muß ich passen. Wenn Sie zu einer Kostümparty gehen wollen, muß ich Sie im Stich lassen, so leid es mir tut. Denn wenn Sie meine Ratschläge befolgt haben und Ihren Kleiderschrank picobello aufgeräumt und durchorganisiert haben, werden Sie darin keine angestaubten Überbleibsel aus den Siebzigern oder Achtzigern finden. Kostümparties sind bei mir die große Jammerzone, auch wenn ich weiß, daß andere Frauen nirgendwo mehr Spaß haben. Sollten Sie zu dieser Spezies gehören, dann halten Sie Ihren Oldtimern die Treue, und verstauen Sie sie in einem Kleiderschrank im Keller oder in einer Schachtel, die unters Bett paßt. Und wenn zur Eighties-Party geblasen wird, werfen Sie sich in Schale, und amüsieren Sie sich!

Von Push-ups und Formslips – alles, was Sie über Dessous wissen müssen

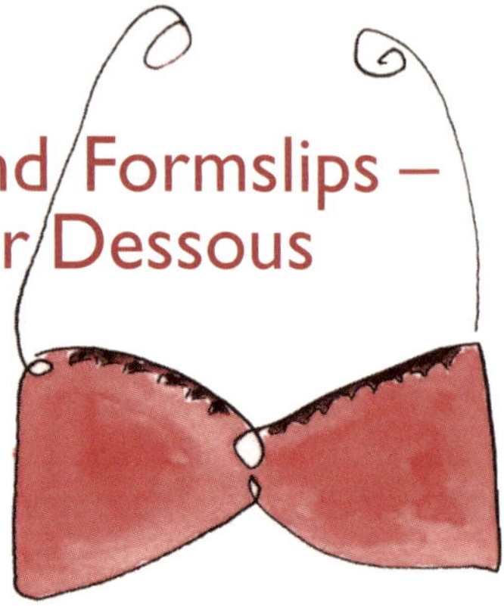

Das äußere Erscheinungsbild Ihrer Kleidung hängt entscheidend vom Darunter ab – Ihrer Unterwäsche. Sie ist das Fundament, auf dem alles ruht. Versuchen Sie mal ein Haus auf einem maroden Fundament zu errichten – der Ärger ist vorprogrammiert!

SCARLET O'HARA KANNTE SICH MIT DESSOUS AUS. Sie wußte, daß die äußere Schale nur so gut ist, wie das, was man darunter trägt. Vielleicht war auch ihre Kammerzofe Mammy die Expertin. Erinnern Sie sich noch an den Film *Vom Winde verweht*? Scarlet hielt sich immer am Bettpfosten fest, während Mammy ihr das Korsett zuschnürte. Und wir fragten uns fasziniert, wie man mit einem derart zugeschnürten Brustkorb noch genug Luft bekommen kann, um mit einem Ashley und einem Rhett so hingebungsvoll zu flirten. Aber sie sah in diesen Kleidern phantastisch aus, das muß man ihr lassen!

Es ist viel passiert, seit Scarlet O'Hara sich in Fischbeinkorsetts schnüren ließ. Denken Sie nur an die spektakulären Aktionen in den Siebzigern, als Feministinnen ihre BHs öffentlich verbrannten – so riesengroß können die Feuer nicht gewesen sein, aber die Sache erregte Aufsehen und war von beträchtlicher Symbolkraft im Kampf um die Gleichberechtigung der Frau. Seitdem hat die Welt sich sehr verändert. Aber in mancher Hinsicht haben wir uns gar nicht so weit von Scarlet O'Hara entfernt. Frauen wollen heute genau wie damals in ihren Kleidern gut aussehen, und dafür ist nichts so hilfreich wie gute Unterwäsche. Denn das äußere Erscheinungsbild Ihrer Kleidung hängt entscheidend vom Darunter ab. Dessous sind das Fundament, auf dem alles ruht. Versuchen Sie mal ein Haus auf einem maroden Fundament zu errichten – der Ärger ist vorprogrammiert! Also setzen Sie Ihren Bauhelm auf, meine Damen, denn jetzt werden wir ein solides Fundament bauen.

Erinnern Sie sich noch an Ihren ersten BH? Vielleicht erging es Ihnen wie mir. Meine Mutter nahm mich mit ins Kaufhaus und bat Heloise, die Verkäuferin in der Miederwarenabteilung, mir mit dem Maßband zu Leibe zu rücken, um herauszufinden, welche Größe ich brauchte. O Gott, war mir das peinlich! Heloise kam mit ein paar Modellen in Größe 80A zurück, die alle mehr oder weniger gleich aussahen. Während ich in der Umkleidekabine mit den Dingern kämpfte, wollte ich nur eines: Raus hier! Als ich nach Hause kam, schloß ich mich in meinem Zimmer ein und sah mir die Ausbeute näher an. Ich holte die BHs aus den merkwürdigen Schachteln heraus und hielt sie hoch. Sie waren weiß wie Schnee.

Machen wir einen Sprung über ein paar Jahrzehnte. Meine Tochter Erin – sie ist im Teenageralter – trägt ausschließlich BH-Slip-Sets und hat Unmengen davon im Schrank. Eines Nachmittags ließ ich mich von ihr breitschlagen, gemeinsam shoppen zu gehen. Wir fuhren zu Macy's in San Francisco und verbrachten den Rest des Tages damit, hübsche BHs und passende Höschen anzuprobieren. Die Miederwarenabteilung bei Macy's ist riesig. Ich schätze die Fläche auf 2000 Quadratmeter. Ein Verkaufsständer reiht sich an den anderen, alles ist vollgepfropft mit kleinen, durchsichtigen Plastikbügeln, auf denen BHs und Slips hängen –

so eng zusammengepfercht, daß die Bügel entweder zerbrechen oder einem gleich dutzendweise entgegenpurzeln, sobald man einen herauszuziehen versucht.

Wir blieben drei Stunden; ungelogen. Anfangs sammelte meine Tochter rund zwölf Sets ein, verschwand in der Umkleide, kam zurück, holte sich das nächste Dutzend und so fort, während ich zwischen den Kleiderständern auf und ab ging und allmählich ungeduldig wurde. Irgendwann begann ich mit isometrischen Übungen, und als auch das nicht half, beschloß ich, aus der Not eine Tugend zu machen und selber auch ein paar BHs anzuprobieren. Ich zog meine Bluse aus und probierte schwarze, pfirsichfarbene, weiße, cremefarbene, gepunktete BHs an. Und dann passierte etwas Phänomenales: Ich hakte gerade einen dunkelblauen BH in meinem Rücken zu, ein wahres Prachtstück aus französischer Spitze. Ich sah in den Spiegel, und – ich schwöre es – der Anblick war buchstäblich erhebend! Ich kam mir vor, als stünde ich auf der Spitze des Empire State Buildings, über mir der Himmel, die Sterne zum Greifen nah. Es fehlte nicht viel und ich hätte angefangen, die Nationalhymne zu schmettern. Ich war in einen dunkelblauen 80D-BH von Wacoal geschlüpft und erlebte eine Offenbarung.

Ich traute meinen Augen nicht. Ich rief Delores herein, die Verkäuferin, deren Abteilung direkt vor den Umkleidekabinen lag, und fragte sie: »Ist das die richtige Größe für mich?« Sie trat zu mir in die Kabine, stellte sich hinter mich und spähte über meine Schulter in den Spiegel. »Das haben wir gleich«, sagte sie, griff nach den kleinen Spangen, mit denen man die Trägerlänge anpaßt, straffte mit einem kräftigen Ruck die Träger und ließ sie los. Das schnalzende Geräusch auf meinen Schultern erschreckte mich fast so sehr wie der Anblick meines Spiegelbilds. Meine Brüste schwebten genau da, wo einst die ersten Knospen gesprießt waren. »So«, sagte sie befriedigt, »jetzt sitzt er richtig.«

Er »sitzt richtig«! Ich glaube, ich hatte zwanzig Jahre lang keinen BH, der richtig saß! Mein Gott, war ich aufgeregt! Der helle Wahnsinn! Ich probierte fünf weitere Modelle an. Meine Tochter trat in BH und Midi-Slip aus der Kabine nebenan und fragte mich, was ich von dem Blümchenmuster hielte. Das war mir schnurzpiepegal. Ich stürmte davon, um mir passende Slips zu suchen.

Der Dessous-TÜV

BHs sind die Nummer Eins unter den Dingen, die Frauen in der falschen Größe tragen. Na gut, Slips ebenso. Man kauft immer wieder die gleiche Größe, die man schon seit der Highschool hat, ungeachtet der Tatsache, daß der Körper sich mit den Jahren verändert. Mit BHs ist es nicht wie mit der Polio-Schutzimpfung, die man nur einmal im Leben braucht. Mit BHs ist es eher wie mit Autos, die regelmäßig zum TÜV müssen. Inspizieren Sie Ihre BHs also regelmäßig, schauen Sie, ob die Größe noch paßt, und wenn nicht, besorgen Sie sich ein paar neue in der richtigen Größe. BHs müssen tadellos sitzen.

Ihre aktuelle BH-Größe. Für die passende BH-Größe sind zwei Maßzahlen entscheidend: der Unterbrustumfang und der Brustumfang. Diese beiden Maßzahlen verbergen sich hinter den Größenbezeichnungen von BHs, die immer aus einer Zahl und einem oder zwei Buchstaben bestehen, zum Beispiel 75A oder 80DD oder 90C. Die Zahl bezeichnet den Unterbrustumfang, der Buchstabe (oder die beiden Buchstaben) steht für Ihre Körbchen- oder Cup-Größe, die wiederum auf Ihrem Brustumfang beruht. Welche Cup-Größe Sie genau haben, können Sie entweder einer Maßtabelle für Miederwaren in einem Versandhauskatalog entnehmen, oder Sie wenden sich an eine Fachverkäuferin.

Wenn Sie die Messungen selber vornehmen, bevor Sie in ein

Geschäft gehen, haben Sie bereits einen Anhaltspunkt, wonach Sie fragen müssen.

Um den Unterbrustumfang zu messen, nehmen Sie ein Maßband und legen es direkt unterhalb des Busens um Ihren Brustkorb. Lassen Sie dazu den BH an; falls er schlecht sitzt, können Sie ihn zum Messen öffnen.

Für die Messung des Brustumfangs sollten Sie ebenfalls den BH anlassen – bitte einen ungefütterten, sonst messen Sie etwaige Einlagen mit. Nehmen Sie die Arme herunter, atmen Sie ein, und messen Sie waagrecht über der stärksten Stelle der Brust.

Schreiben Sie die beiden Zahlen auf, und nehmen Sie sie mit in die Miederwarenabteilung Ihres Kaufhauses oder in ein Fachgeschäft für Dessous. Lassen Sie sich von der Verkäuferin sagen, welche Cup-Größe Ihrem Brustumfang entspricht. Die gebräuchlichsten Körbchengrößen sind A, B, C und D, es gibt aber auch DD, E, F, FF und G (bei manchen Herstellern als E, F, G, H und I bezeichnet). A ist die kleinste Körbchengröße, G bzw. I die größte. Hier gilt dasselbe, was wir im Kapitel über Kleidergrößen festgehalten haben: Diese Bezeichnungen bedeuten nichts. Ihr BH muß richtig sitzen, nur darauf kommt es an.

Wenn Sie hinsichtlich der Paßform auch nur die kleinste Unsicherheit haben, begeben Sie sich in die erfahrenen Hände einer Expertin. Jeder Busen ist anders geformt. Es gibt flache Brüste, es gibt volle, schlaffe, pralle oder hängende Brüste, es gibt schwere oder leichte Brüste, es gibt ungleiche Brüste (die sind normal!). Und es gibt ebensoviele Varianten von BHs. Die BH-Größe ist dabei nur ein *Anhaltspunkt.* Weitere Variablen sind die Machart und das Material. Bei BHs aus Stretchstoffen kann es sein, daß Sie eine andere als Ihre übliche Größe brauchen. Ihr Job ist es, die Sachen anzuprobieren und den BH zu finden, der SITZT. Wenn Ihnen etwas nicht paßt, ist es der

Fehler des Herstellers, nicht Ihrer. Probieren Sie das nächste Modell an.

Hier ist ein kleiner Test, von dem ich will, daß Sie ihn alle machen. Stellen Sie sich vor einen mannshohen Spiegel. Richten Sie den Blick auf Ihre Schultern und ziehen Sie eine imaginäre waagrechte Linie von einer Schulter zur anderen. Dann legen Sie die Hände an die Taille und ziehen hier ebenfalls eine imaginäre waagrechte Linie. Schauen Sie jetzt auf Ihren Busen. Sitzt er in der Mitte zwischen den beiden Linien oder darüber oder darunter? Wenn er in der Mitte oder höher sitzt, ist alles perfekt. Wenn er unterhalb der Mitte ist, sehen Sie vermutlich älter und dicker aus, als Sie tatsächlich sind – ein Look, den wir nicht unbedingt anstreben, stimmt's? Das läßt sich manchmal beheben, indem man einfach nur die Träger straffer zieht. Dadurch wird der Busen höher gehoben, und die Brustlinie wandert an die richtige Stelle. Wenn dieser Trick nicht hilft, könnte ein Push-up-BH Ihre Lösung sein. Push-ups sind Modelle mit Bügeln und Schaumstoffpolstern, die einen stark hebenden Effekt haben.

Versuchen Sie sich von allen negativen Assoziationen zu lösen, die Sie zu bestimmten Ausdrücken haben. **Machen Sie niemals Ihren Busen schlecht!** Sagen Sie keine schlechten Sachen über ihn! Machen Sie sich statt dessen sachkundig. Zum Beispiel heißt »vollbusig« nicht »fettes Weib«. Ein großer Busen braucht lediglich den passenden BH, in dem er optimalen Halt hat, dann sieht er phantastisch aus. Es gibt bei Frauen mit größerer Oberweite ein verbreitetes Phänomen, das ich in Anlehnung an das Doppelkinn gern »Doppelbusen« nenne – damit meine ich den seltsamen Anblick, wenn sich, etwa unter einem Stricktop, der obere BH-Rand so stark abzeichnet, das es aussieht, als ob die Hälfte der Brust oben herausquillt. Dann besteht erhöhte Wabbelgefahr. Und ein wabbelnder Busen ist ein Synonym für schlechten Sitz. Der »Doppelbusen« entsteht auch, wenn man eine volle Brust in einen Demi-Cup zu zwängen versucht. Ein Demi-Cup kann bei einer Frau mit Körbchengröße A oder B schön aussehen, für größere Oberweiten ist er ungeeignet.

BHs, die vollbusigen Schönheiten den rechten Halt geben, haben ein Erkennungsmerkmal: breitere Träger. Je breiter die Träger sind, desto bequemer wird der BH in der Schulter- und Rückenzone sitzen. Ein weiteres Merkmal sind die Häkchen an der Rückseite. Für vollere, schwerere Brüste gibt es diese Häkchen in Dreier- und Viererreihen. Auch das entlastet die Schulter- und Rückenpartie und sorgt für perfekten Sitz.

Wenn Sie einen BH kaufen, sollte er paßgenau sitzen, wenn Sie das mittlere Häkchen (oder die mittlere Häkchenreihe) schließen. Sobald er sich beim Tragen etwas weitet, haken Sie ihn eine Stufe enger. Wenn er frisch gewaschen ist, gehen Sie zum mittleren Häkchen zurück. Achten Sie darauf, daß Ihr BH nicht zu locker sitzt. Zu viel Spielraum zwischen Stoff und Haut kann dazu führen, daß der BH auf der Haut scheuert.

Gefütterte Cups sind in allen Körbchengrößen erhältlich und eignen sich besonders, wenn Sie gern T-Shirts oder Stricktops tragen – und allgemein für die größere Oberweite. Gefütterte Cups sind nicht gepolstert, sondern haben nur ein etwas festeres Futter, das verhindert, daß sich die Brustwarzen durch die Kleidung abzeichnen. Unter T-Shirts und Stricktops empfiehlt sich ein glatter BH, denn auch Spitzenmuster scheinen bei solchen Materialien leicht durch.

Wenn Sie einen BH mit Einlagen tragen wollen, gibt es für Sie ein neues Produkt auf dem Markt, den Wasser-BH. Er ist in den unteren Cups mit Wasser gefüllt, um die Büste voller zu gestalten, und macht jede Körperbewegung mit. Diese Wasserkissen fühlen sich wirklich natürlich an. Das gleiche gibt es mit Silikon- oder Gelfüllung. Oder Sie wählen herausnehmbare Einlagen, die Sie selber in das Körbchen einlegen können. BHs mit Einlagen haben einen stark hebenden und formenden Effekt und können Ihnen ein Dekolleté verleihen, von dem Sie nicht einmal zu träumen wagten. Sie sind eine wunderbare Erfindung. Und noch etwas: Ein gepolsterter BH, der Ihrer Büste mehr Volumen gibt, kann optisch ein etwas größeres Volumen in den Hüften ausgleichen. Ein Grund mehr, mal einen Push-up anzuprobieren.

Doppelt gemoppelt muß nicht sein

Ähnlich wie der »Doppelbusen« gehört auch der »Doppelpo« zu den Phänomenen, die sich vermeiden lassen. Sie kennen den Anblick – man sieht einerseits die natürliche Kontur des Hinterteils und quer darüber, ein paar Zentimeter höher, die Kontur des Slips. Diese Linie entsteht, wenn der Slip zu eng geschnitten oder eine Nummer zu klein ist. Egal, was der Grund ist, ich wünsche Ihnen allen, daß Sie diesen Look loswerden. Mit den Slips geht es vielen von uns genau wie mit den BHs – wir halten einem Schnitt und einer Größe die Treue, die uns paßte, als wir zwölf waren, aber weit davon entfernt ist, unserer heutigen Figur zu schmeicheln.

Unabhängig von Ihrer bevorzugten Slipform möchte ich hier ein Wort über die »Liebestöter« unserer Großmütter verlieren, diese taillenhohen Ungetüme mit den angesetzten Beinen. Zugegeben, »Liebestöter« ist kein Fachausdruck, geschweige denn ein schönes Wort, aber ich nenne es so, weil Sie es auch so nennen und weil ich möchte, daß Sie die häßlichen Assoziationen, die Sie mit diesem Ding verbinden, aus Ihrem Kopf verbannen. Angesetzte Beine sind nicht per se häßlich – die coolsten Girlies tragen Slips mit angesetzten Beinen. Und taillenhohe Schnitte haben den Vorteil, daß sie keine unschönen Konturen quer über Ihren Po zeichnen. Wenn Sie nicht einen absolut durchtrainierten Körper haben, läßt ein einschneidender Slip Ihnen Pölsterchen an Stellen wachsen, an denen Sie in Wirklichkeit vollkommen glatt und weich geformt sind. Der Trick ist der gleiche wie der, den ich Ihnen schon in Bezug auf sonstige Kleidung verraten habe: Kaufen Sie eine Nummer größer, um eine Nummer kleiner auszusehen. Die Anprobe von Slips in der Umkleidekabine ist ein bißchen knifflig, weil man das eigene Höschen anbehält. Tun Sie trotzdem Ihr Bestes, um herauszufinden, ob der Slip den richtigen Schnitt für Sie hat! Sie sollten hingerissen von seiner Paßform sein, begeistert von seiner Farbe und angetan von seinem Stil und seinem Material – aber das wichtigste ist immer der perfekte Sitz. Mit anderen Worten: Ohne Anprobe geht gar nichts.

Ein Wort zu Strings. »Die sind wirklich bequem!« versicherte mir vor einigen Jahren eine Tänzerin aus Las Vegas. Ich glaubte ihr und ließ mir in einer Dessous-Boutique einen Stringtanga verkaufen, den die Inhaberin als »superbequem« anpries. Der Effekt war umwerfend – ich tat etwas, das ich mir selber nie zugetraut hätte. Mitten in einem Meeting entschuldigte mich, ging auf die Toilette, zog das verdammte Ding aus, warf es in den Abfallkorb für die Papierhandtücher und ging in mein Meeting zurück. Ich trug an dem Tag lange Hosen.

Meine reizenden Töchter behaupten seit Jahren: »Mom, die sind unglaublich bequem!« Eine der beiden schenkte mir einen zum Geburtstag. Er verschwand ganz hinten in meiner Wäscheschublade, aber dann holte ich ihn eines Tages doch heraus. Ich wollte zu einem Fernsehauftritt eine schmal geschnittene, sehr enge Hose anziehen und etwaige Slipkonturen unbedingt vermeiden. Und wissen Sie was? Er war gar nicht schlecht! Es gibt nämlich einen Trick bei der Sache – den meine Tochter mir die ganze Zeit zu verklickern versucht hatte. Der dünne Streifen, der auf der Rückseite zwischen den Pobacken sitzt, muß wirklich dünn und wirklich weich sein, sonst hat es keinen Sinn. Es lohnt sich also, einen String zu suchen, bei dem dieses Band aus besonders elastischem, besonders hautfreundlichem Material ist. Auch bei Strings, *vor allem* bei Strings, sollten Sie Bequemlichkeit über Schönheit stellen. Weniger ist mehr. Je breiter der Stoffstreifen ist, desto lästiger wird er sich anfühlen. Ein Stoff, der nicht glatt ist, wird sich ebenfalls nicht gut anfühlen. Achten Sie darauf, Ihren String groß genug zu kaufen, damit er an keiner Stelle einschneidet, auch an Taille und Hüfte nicht. Er darf nicht so eng sein, daß es aussieht, als hätten Sie sich eine Schnur um die Hüften gebunden.

Vielleicht können Sie sich mit Strings partout nicht anfreunden, wollen aber dennoch die unschönen Slipkonturen vermeiden. Dann heißt Ihre Lösung Strumpfhosen mit verstärkter Höschenzone und eingenähtem Baumwollzwickel. Benutzen Sie zusätzlich eine Slipeinlage, dann fühlen Sie sich den ganzen Tag über sicher. Solche Strumpfhosen gibt es auch in Caprihosen-Länge, falls Sie Hosen tragen und dazu barfuß in Sandalen schlüpfen wollen. Oder machen Sie es wie eine Kundin von mir – sie schneidet gewöhnliche Strumpfhosen direkt unterm Knie ab. Sie sehen also: Auf eine rundum glatte Po- und Schenkelzone in langen Hosen müssen Sie nicht verzichten!

High-Tech in der **Lingerie**-Abteilung

Bodyformer finden Sie nicht nur bei den Sportgeräten, sondern auch in der Miederwarenabteilung. Bodyformer gibt es für jede Körperzone, in der Sie etwas kaschieren wollen. Sie finden Formslips, die das Bäuchlein dünner machen, oder Formhosen, die die Po- und Schenkelzone glätten, oder Miederbodys, die die ganze Partie straffen – Sie können ein hautenges Kleid tragen und perfekt aussehen! Viele dieser Bodyformer werden Sie nicht unbedingt acht Stunden lang tragen wollen. Nach spätestens vier

Stunden (die Länge einer Party) bekommen Sie wahrscheinlich Sehnsucht nach Ihrem flauschigen Bademantel. Ich würde Ihnen auch davon abraten, mit einem Miederbody unter dem Kleid zu großen Essen zu gehen. Sie sehen wunderbar aus, aber der Body könnte die Verdauung behindern oder sich zumindest so anfühlen, als täte er es.

Es gibt die unglaublichsten Dinge in der Miederwarenabteilung. Im Ernst, Sie sollten mal hingehen und herumstöbern, so wie Sie in einer Buchhandlung stöbern würden. Sehen Sie sich das Angebot an, nehmen Sie die Sachen in die Hand, fragen Sie die Fachverkäuferin aus, probieren Sie dies oder jenes an. Sie werden sehen, da gibt es Dinge, von deren Existenz Sie nicht einmal wußten. Die Textilindustrie entdeckt in einem fort neue Möglichkeiten, bei Miederwaren Komfort und Schönheit zu verbinden. Die Auswahl ist riesig und wird jeden Tag größer. Und zu guter Letzt ist auch die Unterwäsche ein Bereich, in dem Sie Ihren persönlichen Stil zum Ausdruck bringen können. Vielleicht sind Sie der sportive Typ mit dem Hang zum klassischen Feinripp, vielleicht sind Sie eher fürs Romantische und können gar nicht genug französische Spitze am Leib haben, oder Sie sind irgendwo dazwischen und haben von beidem etwas. Es gibt zwischen diesen beiden Polen grob geschätzt eintausend verschiedene Stile. Suchen Sie Ihren ganz persönlichen Stil! Machen Sie einen Kurzurlaub in der Dessousabteilung – Sie werden erholt und glücklich zurückkommen, in Slips, die wie für Sie geschaffen sind! Wie es in dem Werbespot für Haarpflegeprodukte heißt: »Weil Sie es sich wert sind!«

Jetzt sprechen Sie mir nach: »Ich werde einmal jährlich zum Dessous-TÜV gehen (vor allem wenn ich ein paar Pfund zu- oder abgenommen habe) und von einer Fachverkäuferin meine BH-Größe prüfen lassen. Ich werde beim Kauf von Unterwäsche alle Größen-Etiketten ignorieren und ausschließlich nach der

Paßform gehen. Ich werde BHs und Slips tragen, die superbequem sind und perfekt sitzen, damit meine Kleider phantastisch aussehen und ich mich den ganzen Tag wohl fühle.« Gut sitzende Wäsche erhöht die Lebensqualität. Ein Tag in gut sitzender Wäsche ist wie eine Fahrt durch den Freitagnachmittagverkehr auf dem Rücksitz einer blitzblank gewienerten Luxuslimousine mit Hausbar und Mini-TV; ein Tag in maroder Unterwäsche ist wie die Fahrt am Steuer einer winzigen, schmutzverkrusteten Rostlaube mit kaputter Kupplung und fast leerem Tank.

Sie verdienen das Beste.

Holen Sie es sich.

Sportswear, die fit hält

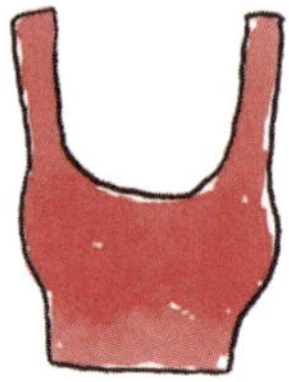

Überlassen Sie die hautengen Aerobic-Outfits denen, die es sich verdient haben: Ihren Trainerinnen und Kursleiterinnen. Es ist eine Frage des Respekts. Sie würden auch keine Priesterrobe tragen, nur weil Sie sie schick finden.

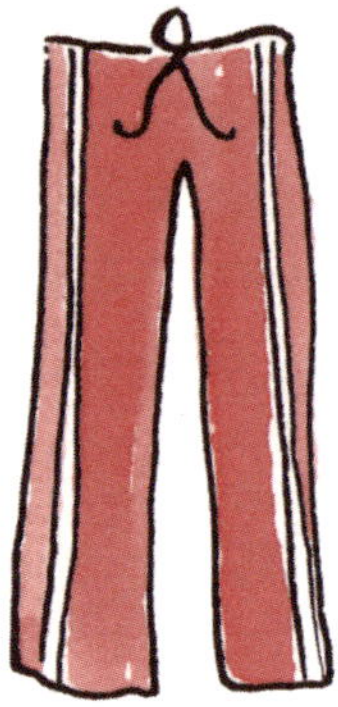

HEUTE GEHEN WIR SPORTSWEAR KAUFEN. »Sie meinen Trainingsklamotten, Brenda?« Und ob! Das Fitness-Studio ist auch ein Ort, an dem Sie Kleidung tragen, oder nicht? Warum sollten Ihre Fitnessoutfits nicht genauso schön, zweckmäßig und auf Ihren persönlichen Stil abgestimmt sein wie Ihre übrige Kleidung? Warum in allen anderen Lebensbereichen phantastisch aussehen und im Fitness-Studio die schlampigen alten T-Shirts auftragen? Nein, das paßt nicht in unser ganzheitliches Konzept für ein gesundes, zufriedenes Leben in Kleidern. Außerdem macht es viel zu viel Spaß, genau die Trainingsleggings zu finden, in denen Sie sich so toll fühlen, daß Sie es gar nicht erwarten können, sie anzuziehen – sprich, bestens gelaunt Ihr Fitnessprogramm zu absolvieren. Sie denken an Ihr liebstes Fitness-Top und haben vor Aufregung schon fünfzig Kalorien verbrannt, während Sie sich darauf freuen, es über den Kopf zu ziehen!

Der zweite Grund, warum ich über Sportswear sprechen will, ist die leidige Tatsache, daß unbenutzte und ungeliebte Fitnesskleidung viel Platz in Ihrem Kleiderschrank wegnehmen kann. Ich will in diesen Teil Ihrer Garderobe Luft, Licht und Spaß bringen – und in die Ecke Ihres Kleiderschranks, wo Sie Ihre Sportsachen aufbewahren, Raum zum Atmen.

Soll ich Ihnen erzählen, was es mit Trainingsklamotten auf sich hat? Ich kann Ihnen hier Ihre eigene Geschichte erzählen! Sprechen wir über Jogging-T-Shirts. Falls Sie einen anderen Lieblingssport haben, ersetzen Sie die Jogging-T-Shirts durch ein Kleidungsstück, das Sie bei Ihrem Sport tragen. Wenn ich in Ihren Kleiderschrank schaue und achtundachtzig Jogging-/Gymnastik-/Aerobic-T-Shirts sehe, werde ich sagen: »Ist Ihnen klar, daß Sie hier achtundachtzig T-Shirts haben?« Und bevor Sie antworten können, werde ich Ihnen erzählen, wie die alle da hingekommen sind. Da wären als erstes die T-Shirts, die Sie durch Ihre erfolgreiche Teilnahme an diversen Marathonläufen erworben haben. Sie haben unbestreitbar einen ideellen Wert, auch wenn sie nicht zu Ihren derzeitigen fünfzehn Favoriten gehören, nach denen Sie als erstes greifen. Dann gibt es die T-Shirts, die Sie früher zu Hose und Jackett getragen haben, bis sie einen Fleck bekamen, der sich gegen alle Behandlungsversuche als resistent erwies. Also wurden sie zu Jogging-T-Shirts umfunktioniert. Dann ist da das T-Shirt, das Sie während eines Langstreckenflugs anhatten, den Sie sich durch Postkartenschreiben verkürzten. Der Füller, mit dem Sie schrieben, vertrug den Unterdruck in der Kabine nicht und fing zu kleckern an – auf Ihr T-Shirt, das daraufhin zum Jogging-T-Shirt degradiert wurde. Auf diese Weise wandern mit der Zeit T-Shirts aus allen möglichen Lebensbereichen auf den Jogging-T-Shirt-Stapel. Auch wenn das Umfunktionieren zum Jogging-T-Shirt in jedem Einzelfall vernünftig war – Hand aufs Herz, brauchen Sie wirklich achtundachtzig davon? Tragen Sie alle achtundachtzig? Nein. Ich möchte es aus Ihrem eigenen Mund hören: »Nein, Brenda, ich brauche keine achtundachtzig Jogging-T-Shirts.«

Ok, ich sage Ihnen, was wir machen. Wir werden diesen Stapel T-Shirts durchgehen und einen Gutteil davon aussortieren. Sie brauchen nicht kostbaren Platz im Kleiderschrank zu vergeuden, um Dinge aufzubewahren, die Sie nicht anziehen.

Keine Angst, ich werde Sie nicht zwingen, sich von Ihren Lieblingen mit dem ideellen Wert zu trennen. So gemein bin ich nicht. Aber ich werde Sie bitten, sie aus dem Stapel herauszusortieren und in einer Schachtel, Tüte oder Gruft mit der Aufschrift »Adieu, geliebte Klamotten!« zu verstauen. Tun Sie das gleiche mit Aufwärmhosen, mit Radlershorts, mit Gymnastikleggings. Ziehen Sie die Souvenirstücke heraus, und geben Sie ihnen eine würdige Ruhestätte, aber entfernen Sie sie aus Ihrem Kleiderschrank. Sortieren Sie als nächstes Ihre absoluten Favoriten heraus, in denen Sie am liebsten jeden Tag joggen gehen würden. Sehen Sie sich die Auswahl an, fassen Sie sich ein Herz, und sortieren Sie alles aus, was bei nüchterner Betrachtung hinüber ist und nur noch zur Verwendung als Putzlappen taugt oder in der nächsten Mülltonne zur ewigen Ruhe gebettet werden sollte. Seien Sie ehrlich. Tun Sie es. Sportkleidung kommt in Mode und aus der Mode und sollte deshalb in Ihren Schrank kommen, in Gebrauch sein und Ihren Schrank wieder verlassen, sobald sie abgetragen oder aus der Mode ist.

Was bleibt übrig? Ein deutlich kleiner gewordener Haufen von T-Shirts, die Sie *einigermaßen* mögen. Wir haben in unserer Familie eine Redewendung, die auf einen Ausspruch meiner Tochter Erin zurückgeht, als sie noch klein war. Auf die Frage, ob ihr ein bestimmtes Essen schmecke, sagte sie: »Irgendwie mag ich es, aber hauptsächlich hasse ich es.« Der Ausspruch paßt hier ganz gut. Nehmen Sie ihn als Kriterium für den letzten Sortierdurchgang. Mögen Sie dieses T-Shirt irgendwie, aber hassen es hauptsächlich? Seien Sie ehrlich. Weg damit. Vielleicht gelingt es Ihnen, den Stapel noch einmal zu verkleinern. Ich will, daß Sie sich in Ihren Sportsachen nicht nur wohl fühlen, sondern auch gut aussehen, also werfen Sie alles Unförmige, Schlampige jetzt weg.

Worauf es ankommt, ist folgendes: Vielen von uns fällt es schwer genug, in Sachen Fitness am Ball zu bleiben. Wenn wir durch unsere Kleidung äußere Umstände schaffen können, die unserer Motivation förderlich sind, sollten wir auf diesen Trick nicht verzichten. Suchen wir uns also Sportkleidung in unseren Lieblingsfarben, aus Stoffen, die sich angenehm tragen, in Schnitten, die uns gut stehen. Es gibt kleidsame Yogaleggings, und es gibt *unkleidsame.*

Baumwolle ist **untauglich**

Ok, sind Sie seelisch und moralisch auf die Umkleidekabine in der Sportabteilung vorbereitet? Ich muß zugeben, daß es noch einen weiteren Grund gibt, warum ich so gerne Sportswear kaufen gehe. Alle bahnbrechenden Neuerungen der Textiltechnologie nehmen ihren Ausgang in dieser Abteilung. Textilingenieure und Modedesigner hecken immer neue Möglichkeiten aus, Fitnesskleidung für Sie herzustellen, die Sie trocken und kühl hält und Ihnen allerbesten Tragekomfort bietet, während Sie Ihre Sit-ups, Bauch-Schenkel-Po-Übungen oder Sprints absolvieren. Es geht nicht nur um Aussehen – das selbstverständlich auch. Es geht darum, Ihren Körper während der intensiven sportlichen Betätigung zu unterstützen.

Unsere geliebte Baumwolle zum Beispiel ist beim Sport ein reines Mißvergnügen. Sie ist zwar luftdurchlässig, saugt aber die Feuchtigkeit auf, sobald man sich etwas mehr verausgabt. Wenn man bei Außentemperaturen, die unter der Körpertemperatur liegen, ins Schwitzen kommt, kühlt sich die Feuchtigkeit beim Verdunsten ab, und Sie können sich im Nu eine Lungenentzündung holen. Fitnesskleidung sollte die Feuchtigkeit von Ihrer Haut wegtransportieren. Genau das können die neuen Materialien. Sie absorbieren die Feuchtigkeit, ohne Ihre Haut auskühlen zu lassen. Je behaglicher (und gesünder) Sie sich beim Sport fühlen, desto größer ist die Chance, daß Sie am Ball bleiben. Außerdem machen Sie schnellere Fortschritte, wenn Sie solche kleinen unterstützenden Faktoren nutzen wie Kleidung, in der Sie sich wohlfühlen.

Funktionalität und Ästhetik führen eine wunderbare Ehe in der Radsportmode. Die Männerdominanz im Sport hat merklich nachgelassen, seit immer mehr Frauen ihre Begeisterung fürs Radfahren oder Spinning entdeckt haben (ein rhythmisches Fitnesstraining auf speziellen Heimtrainern in angeleiteten Kursen). Das hat die Hersteller von Sportswear dazu veranlaßt, ganze Kollektionen von Radsportmode zu entwickeln, die auf den weiblichen Körperbau zugeschnitten sind.

Wie wir alle wissen, sind Männer und Frauen unterschiedlich gebaut, vor allem in der Zone, die bei Radsport-Kleidung die wichtigste ist: da, wo Sie auf dem Sattel sitzen. Radler-Shorts mit einem wattierten Einsatz im Schritt machen lange Radtouren erheblich komfortabler. Äußerlich sehen die Radler-Shorts für Männer und Frauen fast gleich aus, vom Stil her sind sie alle ähnlich. Aber den wattierten Einsatz haben nur die Damen-Shorts, also kaufen Sie in der Damenabteilung.

Sie können zu Ihrer Radtour natürlich ein ausgewaschenes, löchriges T-Shirt vom Monterey Jazz Festival 1993 anziehen, aber Sie haben mehr davon, wenn Sie statt dessen ein Trikot tragen. Trikots aus funktionalen Materialien (die die Feuchtigkeit absorbieren) oder aus hundertprozentiger Wolle, die ja dafür berühmt ist, daß sie im Sommer kühl und im Winter warm hält, gibt es zum Beispiel mit einem Reißverschluß auf der Vorderseite, den Sie einfach aufziehen können, wenn Sie sich so richtig heißgefahren haben und sofort ein bißchen Abkühlung brauchen. Trikots sind im Rücken länger geschnitten, so daß Ihre Nieren geschützt bleiben, wenn Sie sich zur Lenkstange vorbeugen. Trikots gibt es mit Reißverschluß-Rückentasche, seitlichen Schubtaschen oder Brusttasche, in der Sie eine zusammengefaltete Windjacke, Wanderkarten, Schweißbänder oder Kleingeld für den Latte Macchiato in Ihrem Lieblingscafé nach der Mountainbike-Tour verstauen können.

Außer den Hightech-Materialien gibt es bei Trikots eine reichere Auswahl an Stilen und Schnitten. Wenn Ihnen hautenge Sachen beim Sport nicht behagen, finden Sie auch weiter geschnittene Sachen. Manche Modelle sehen wie normale Freizeitmode aus, haben aber dennoch die funktionalen Details wie die wattierte Schrittzone. Für Damen gibt es auch sogenannte »Skorts«, die von vorn wie ein Rock aussehen und von hinten wie Shorts, ebenfalls mit wattiertem Schritt. Oder Sie bleiben bei klassischen Shorts, Bermudas oder – etwas bedeckter – Caprihosen aus hochelastischem Stretch.

Das **Fifty-fifty**-Konzept

Ich weiß nicht, wie es Ihnen geht, aber mich beschleicht beim Anblick von knalleng anliegenden Aerobic-Outfits, die von oben bis unten die ganze Figur nachzeichnen, immer ein seltsames Gefühl. Irgendwie ist mir das zuviel Information über Leute, die ich gar nicht kenne. Aus diesem Grund plädiere ich für das Fifty-fifty-Konzept – eine Körperhälfte ist enganliegend, die andere weit geschnitten. Weite Shorts lassen sich wunderbar mit einem knapp sitzenden, ärmellosen Top kombinieren.

Halten Sie sich an dieses Fifty-fifty-Konzept, egal ob Sie joggen, Kraftsport treiben oder in die krankenkassengeförderte

Wirbelsäulengymnastik gehen. Überlassen Sie die hautengen Aerobic-Outfits denen, die es sich verdient haben: Ihren Trainerinnen und Kursleiterinnen. Es ist eine Frage des Respekts. Sie würden auch keine Priesterrobe tragen, nur weil Sie sie schick finden. Ihre Trainerin hat den Sport zum Beruf gemacht und soviel Zeit und Mühe in ihren Body investiert, daß sie sich damit das Recht erworben hat, von früh bis spät in knallengen Trikots herumzulaufen. Außer im Supermarkt. Da muß sogar sie ihrem Trikot mal eine Pause gönnen.

Bis Sie sich die Lorbeeren verdient haben, empfehle ich Ihnen folgende Strategie: Ihr Fitnessoutfit sollte aus einem Oberteil und einem Unterteil bestehen. Beschränken Sie den enganliegenden Look auf eine Körperhälfte – Sie können sich aussuchen, welche. Mögliche Kombinationen wären zum Beispiel:

1. ein Tank-Top aus der Sportabteilung – das ist ein Tank-Top mit eingenähtem Sport-BH – zu weiten Fußballer-Shorts oder Golfer-Bermudas
2. ein weites T-Shirt zu Tight-Shorts oder Aufwärmleggings aus Baumwollstretch

Wenn Sie Tights tragen – das sind enganliegende Shorts oder Leggings –, hüten Sie sich vor dem »Doppelpo«. Tragen Sie darunter einen String oder gar nichts, damit Ihre schönen Rundungen nicht durch Slipkonturen verunziert werden.

Lassen sich unterschiedliche »Marken« miteinander kombinieren? O ja. Adidas, Fila, Nike, New Balance oder Reebok wären natürlich glücklich, wenn Sie ihnen lebenslang die Treue hielten, aber das ist nicht nötig – Sie sind mit diesen Marken nicht verheiratet. Konfektionsdesigner wie DKNY haben auch eine große Auswahl an Sportswear. Der Schlüssel ist mal wieder, die Sachen mit in die Umkleidekabine zu nehmen und sie anzuprobieren.

Und haben Sie keine Scheu vor Fachgeschäften. Sie bestücken

ihre Regale mit dem Neuesten und Besten, was die Branche zu bieten hat. Sie werden dort Sportswear finden, die Ihnen Lust macht, sofort ins Fitness-Studio zu gehen, in den nächsten Park zu rennen oder sich bei der Wirbelsäulengymnastik anzumelden – einfach weil Sie in den richtigen Outfits super aussehen, während Sie etwas Gutes für Ihre Gesundheit tun.

Die richtige Pflege für Ihre Lieblinge

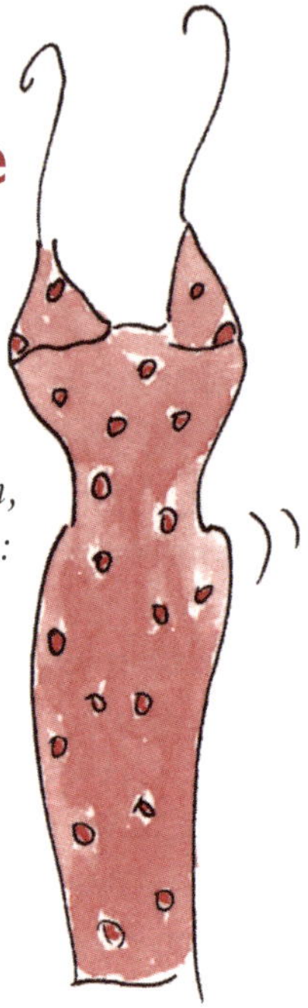

Wenn Sie schöne Sachen anziehen, können Sie sich auf eines verlassen: daß sie einen Fleck, einen Riß oder Schlimmeres abbekommen

WENN WIR ZUSAMMEN IN DER UMKLEIDEKABINE STEHEN und ich Sie in einem phantastischen Outfit sehe, von dem Sie hellauf begeistert sind und das Sie sofort kaufen wollen, bilde ich mir immer ein, es würde in alle Ewigkeit so bleiben, wie es jetzt ist – perfekt. Ich stelle mir vor, daß Sie es jahrelang lieben und tragen werden, ohne daß das Stricktop ausleiert, sich das Jackettfutter löst oder ein Füller Ihre champagnerfarbene Lederjacke mit einem Tintenfleck ruiniert.

Ich habe einen unerschütterlichen Glauben in Ihre neuen Kleider – und in meine eigenen ebenso. Ich kann mir einfach nicht vorstellen, daß irgend etwas den traumhaften Look meines derzeitigen Lieblingsrocks – ein knöchellanger Wickelrock aus Seide – verschandeln könnte. Deshalb falle ich aus allen Wolken, wenn ich an Thanksgiving bei meinem Freund Tim an der Festtafel sitze und sein zuckersüßes Haustier, ein flauschiges Kaninchen namens Rose Prozac, unter meinen Stuhl gehoppelt kommt und in der unwahrscheinlichen Zeit von drei Sekunden ein fünf Zentimeter großes Loch in meinen kostbaren Rock knabbert!

Wenn Sie schöne Sachen anziehen, können Sie sich auf eines verlassen: daß sie einen Fleck, einen Riß oder Schlimmeres abbekommen. Natürlich können Sie sich von vornherein zwei Exemplare kaufen, um eines in Reserve zu haben. Manche Leute tun das. Wenn solchen Leuten ein Kaninchen den Rock vom Leib knabbert, gehen sie nach Hause, öffnen den Schrank und ziehen das Reserveexemplar an. Aber der Haken ist: Auch mit dem Reservestück müssen Sie wieder hinaus in die Wildnis des Lebens, wo Ihnen eine Katze auf den Schoß springen und mit den Krallen Fäden ziehen kann oder wo Ihnen im Auto vor dem Drive-in der lose Deckel des Kaffeebechers einen Kaffeefleck im Schoß beschert.

Überall lauern Gefahren. Ich möchte Ihnen ein paar Werkzeuge an die Hand geben, mit denen Sie sich in dieser Wildnis durchschlagen können. Das erste ist das Gelassenheits-Gebet: *Gott gebe mir die Gelassenheit, mich mit Dingen abzufinden, die ich nicht ändern kann* (»Woher soll ich wissen, daß der verdammte Deckel lose ist! Jetzt muß ich das Kleid zur Reinigung bringen! Mist!«), *den Mut, die Dinge zu ändern, die ich ändern kann* (»Wenn ich nicht jedesmal zur Reinigung laufen will, sollte ich mir beim nächsten Mal die Schildchen mit den Pflegeanweisungen genauer ansehen, bevor ich etwas kaufe, und mich im Zweifelsfall für waschbare Sachen entscheiden.«), *und die Weisheit, das eine vom anderen zu unterscheiden* (Lesen Sie die Schildchen! Dinge, die gereinigt werden müssen, in der Maschine zu waschen, kann katastrophale Folgen haben.)

Befolgen Sie die Anweisungen!

Beginnen wir doch gleich mit dem Thema Reinigung. Dazu habe ich eine – na ja, nicht wissenschaftlich fundierte, aber sehr entschiedene – Meinung. Sie können das Leben Ihrer Kleider verlängern, wenn Sie sie so selten wie möglich zur Reinigung bringen. Tun Sie alles, um die Aufenthalte in der Reinigung auf ein Minimum zu beschränken – Sie können eine ganze Menge tun:

1. Hängen Sie Kleider, Hosen, Blazer etc., die nur gereinigt werden dürfen, nach jedem Tragen an die frische Luft, um sie aufzufrischen. Es gibt noch eine andere Methode zur Blitzauffrischung: Hängen Sie die Sachen in Ihr Badezimmer, während Sie eine Dusche nehmen. Der Wasserdampf wirkt wie ein Bügeleisen, er glättet alle Falten heraus.
2. Hängen Sie Ihre Sachen sofort nach dem Tragen auf. Manche Leute werfen ihre Kleider nach dem Ausziehen über einen Stuhl oder auf den Boden, und wenn sie sie am nächsten Morgen wieder aufheben, sehen sie so verkrumpelt aus, daß sie ohne lange Überlegung in den Sack wandern, der für die Reinigung bestimmt ist. Völlig unnötigerweise.
3. Freunden Sie sich mit Fleckentfernern an. Der Fleckenteufel hat schon vielen geholfen. Sehr praktisch ist auch eine Zahnbürste. Sie kann Ihnen erhebliche Reinigungskosten sparen. Mit einer Zahnbürste (es muß ja nicht die sein, die Sie gerade für die Zähne benutzen) kann man problemlos oberflächliche Verunreinigungen von Jackettärmeln oder Hemden entfernen, zum Beispiel wenn die Flecken von stärkehaltigen Lebensmitteln wie Süßkartoffel oder Kartoffelpüree stammen. Lassen Sie den Fleck antrocknen, und bürsten Sie ihn dann einfach mit der Zahnbürste aus.

Schön und gut. Aber was tun Sie, wenn Ihnen ein Tütchen mit Salatdressing einen Streich spielt? Sie haben es nicht weit genug aufgerissen, pressen es zusammen, und plötzlich platzt das Ding an einer Seite, und das Dressing quillt heraus und verteilt sich auf

Ihrer Bluse, als wären Sie das Salatblatt. Natürlich ist die Bluse, die Sie heute tragen, nicht waschmaschinentauglich. Pech gehabt. Zeit für einen Besuch bei Ihrer Reinigung. Aber wußten Sie schon, daß Sie die Wahl zwischen verschiedenen Reinigungsverfahren haben? Es hängt natürlich vom Inhaber des Reiningungsgeschäfts ab – die meisten verwenden das hochwirksame, aber toxische Perchloräthylen. Es gibt aber auch Drylene, eine ungiftige und umweltfreundliche, aber trotzdem hocheffektive Chemikalie, die Ihre empfindlichen Stoffe schont und nicht den unangenehmen Geruch nach »Chemie« hinterläßt, den wir mit frisch gereinigten Kleidern assoziieren. Fragen Sie in Ihrer Reinigung nach. Falls Ihre Kleider mit Perchloräthylen gereinigt worden sind, nehmen Sie die Plastikfolie ab und hängen Sie sie ein paar Tage zum Auslüften auf den Balkon, bevor Sie sie wieder in den Schrank hängen.

Wenn das Malheur einmal passiert ist, lassen Sie das Kleid mit dem Fleck möglichst bald reinigen. Unbehandelte Flecken verschlimmern sich mit der Zeit. Wenn Sie Ihre Sommersachen aus dem Schrank holen, um für die Wintersachen Platz zu machen, sollten Sie alles, was nicht waschmaschinentauglich ist – Seide, Leinen, Cool Wool etc. – zur Reinigung bringen, bevor Sie es für den Winter wegpacken. Fruchtsaftflecken beispielsweise lassen sich nach ein paar Monaten meist nicht mehr entfernen.

Hier sind ein paar Tipps, wie Sie sich Kummer und Reinigungskosten ersparen können:

1. Seien Sie vom ersten Tag an gut zu Ihren Kleidern. Wenn Sie sich etwas Neues kaufen, lesen Sie die Pflegeanweisungen – das ist für Ihr Kleidungsstück lebensnotwendig. Jeden Monat kommen neue Materialien auf den Markt. Die Hersteller wissen, wie man das jeweilige Material am besten pflegt, und geben diese Information an Sie weiter, nämlich auf dem Schildchen mit den Pflegeanweisungen, das in die Seitennaht oder den Kragen ein-

genäht ist. *Lesen Sie es und gehorchen Sie.* Wenn Sie sich in ein teures Kleid verliebt haben und beim Blick auf das Schildchen feststellen, daß Sie das Material oder eine bestimmte Faser, die es enthält, nicht kennen, erkundigen Sie sich vor dem Kauf nach den Umtauschbedingungen. Dann können Sie im Falle eines Falles das teure Stück zurückbringen und der Verkäuferin sagen: »Viel Freude hatte ich nicht an dem Kleid; um genau zu sein, bis zur ersten Reinigung. Danach war es ramponiert, schauen Sie mal.« Womöglich hat der Hersteller Ihres Kleids mit einer neuen High-Tech-Faser oder einer neuen Mischung experimentiert und für die Pflegeanweisungen nicht genügend Testreihen durchgeführt. Die Textilindustrie ist eine schnellebige Branche. Ununterbrochen kommen Neuigkeiten auf den Markt. Es kommt durchaus vor, daß einem Hersteller bei den Pflegeanweisungen ein Irrtum unterläuft. Dann ist kulanter Kundenservice gefragt. Gute Läden stellen sich auf Ihre Seite und erstatten Ihnen sofort das Geld zurück, wenn ein Kleidungsstück im Gebrauch oder der Pflege nicht Ihren Erwartungen entspricht.

Linda aus Atlanta hat mir eine Geschichte erzählt, die uns lehrt, daß es sich lohnt, bei ersten Adressen einzukaufen, denn sie können es sich leisten, für ihre Ware geradezustehen. Linda brauchte ein Kleid für die Hochzeitsfeier ihrer Tochter, also ein ziemlich wichtiges Kleid. Sie fand etwas bei Saks in der Fifth Avenue in New York, aber das Kleid mußte geändert werden. Trotz zwei weiterer Anprobetermine gelang es den Hausschneidern nicht, es so zu ändern, daß es perfekt saß. Man bot ihr die Erstattung des Kaufpreises an. Das war zwar fair, aber in Anbetracht des bedrohlich näher rückenden Hochzeitstermins keine große Hilfe. Darauf sah sie sich bei Neiman Marcus um und entdeckte ein phantastisches Designerkleid, in das sie sich sofort verliebte. Leider war das Kleid nicht für den Verkauf bestimmt, sondern sollte lediglich auf einer exklusiven VIP-Modenschau präsentiert und am nächsten Tag an einem anderen Ort gezeigt werden. Die Managerin von Neiman Marcus rief den Designer an, um ihn zu fragen, ob er das Kleid zum Kauf freigebe und Linda es schon an diesem Tag mit nach Hause nehmen könne. Der Designer gab seine Einwilligung, und Linda erstand das Traumkleid. Es kostete leider auch einen Traumpreis, aber sie sagte sich, daß ihre Tochter nur einmal im Leben heiratete, drückte beide Augen zu und legte ihre Kreditkarte auf die Theke. Auf der Hochzeit fühlte sie sich wunderbar in dem Kleid, aber am Abend stellte sie fest, daß der Stoff schon nach einmaligem Tragen zu pillen angefangen hatte – an der Oberfläche hatten sich lauter Fusseln und Knötchen gebildet. Sie trug es zurück zu Neiman Marcus, um ihnen den Schaden zu zeigen. Die Managerin reagierte prompt: »Das darf natürlich nicht sein. Wir erstatten Ihnen selbstverständlich den vollen Preis.«

So kam Linda in einem grandiosen Kleid zur Hochzeit ihrer Tochter, und es kostete sie nicht einen Cent. Mit kulantem Kundenservice stimmen Boutiquen und Kaufhäuser uns natürlich wohlgesonnen und sorgen dafür, daß wir wiederkommen. Ich habe kürzlich eine Hose zurückgebracht, weil sie sich bei einmaligem Tragen so ausgeleiert hatte, daß sie eine ganze Nummer größer geworden war. Man stellte keine Fragen, sondern gab mir anstandslos den vollen Preis zurück.

2. Stehen Sie zu Ihren Sünden. Unterschiedliche Flecken erfordern verschiedene Behandlungsmethoden. Welche Chemikalie die richtige ist, weiß nur der Reinigungsprofi. Wenn Sie Ihre Sachen in die Reinigung bringen, sagen Sie die ganze Wahrheit. Braun mag für Sie Braun sein, aber für den Fachmann spielt es eine Rolle, woher der braune Fleck rührt. Sagen Sie ihm, ob es die Spaghettisauce war oder ob es sich um einen Blutfleck handelt. Dann kann er gleich beim ersten Mal die richtige Chemikalie verwenden. Wenn Sie es ihm nicht sagen, muß er es

womöglich mit verschiedenen Mitteln probieren. Und bei jeder Fleckentfernung besteht die Gefahr, daß der Stoff an der Stelle ausbleicht oder dünner wird.

3. Der Teufel steckt im Detail – und kann erheblichen Mehraufwand bei der Pflege bedeuten. Sie finden eine Jeans, die Sie unbedingt haben müssen – klasse Schnitt, schlichtes Denim, aber der Hit ist ein schmaler Streifen aus rotem Wildleder am Beinabschluß. Natürlich kaufen Sie das Teil, reißen die Etiketten ab und kommen fünf Tage lang nicht mehr aus den Beinkleidern heraus. Am sechsten Tag bekleckern Sie die Jeans mit Kaffee, wollen sie in die Waschmaschine stecken und sehen zufällig das Schildchen mit den Pflegeanweisungen. Kein Zweifel: Das einzige Symbol, das nicht durchgestrichen ist, steht für Lederreinigung. Na großartig, der Spaß wird Sie locker 25 Euro kosten, denn Lederreinigung gehört zum Teuersten, was Ihr Reinigungsgeschäft im Angebot hat. Hätten Sie diese supersüßen Jeans besser nicht gekauft? Es kommt darauf an. Wenn Ihnen der Gang zur Reinigung und die Rechnungen, die man Ihnen dort präsentiert, jedesmal für ein Stündchen die Laune verderben, hätten Sie sie auf den hübschen kleinen Stapel zurücklegen und den Laden mit leeren Händen verlassen sollen. Wenn Sie bereit sind, die Jeans zur Reinigung zu tragen, sobald sie es nötig hat, und ohne Murren die Rechnung zu bezahlen, dann kaufen Sie sie und genießen Sie sie. Dann lohnt sich der Spaß. Noch einmal: Lesen Sie die Pflegeanweisungen! Ein Kleidungsstück aus Denim oder Baumwolle, das Sie normalerweise in die Waschmaschine und den Trockner werfen können, braucht nur einen winzigen Prozentsatz aus einem besonderen Material zu haben, schon ist es ein Fall für die Reinigung. Dann bezahlen Sie für dieses Kleidungsstück nicht nur einmal. Dann zahlen, zahlen und zahlen Sie, weil es häufiger in der Reinigung sein wird als in Ihrem Schrank. Ich will damit lediglich sagen: Überlegen Sie es sich vorher.

4. Sortieren Sie Ihre Kleider, wie Mutti es Ihnen beigebracht hat. Reservieren Sie für die Kleidungsstücke, die zur Reinigung müssen, einen eigenen Wäschekorb. Geschickterweise sollte er eine andere Farbe haben als Ihr normaler Wäschekorb. Das verringert das Risiko, daß Irrläufer im falschen Korb landen. Hand aufs Herz: Wie oft haben Sie schon versehentlich ein Kleidungsstück, das man nur reinigen durfte, in die Waschmaschine geworfen, und als Sie es wieder herausholten, war es um drei Nummern geschrumpft oder durch Knitterfalten entstellt, die nicht mehr herauszubekommen waren? Mir ist das dutzendfach passiert, bis ich diesen blauen Wäschekorb angeschafft und der ganzen Familie eingeschärft habe, Sachen für die Reinigung nur dort hineinzuwerfen. Stellen Sie den Reinigungs-Wäschekorb neben Ihre Waschmaschine, das regt dazu an, im Zweifelsfall noch mal einen Blick auf das Etikett zu werfen, bevor etwas in die Maschine wandert.

Erinnern Sie sich an das Gelassenheitsgebet? *Gott gebe mir den Mut, die Dinge zu ändern, die ich ändern kann.* Es gibt da noch ein paar andere Dinge, die Sie ändern können, wenn Sie mit Ihren Kleidern glücklich und zufrieden werden wollen. Machen Sie eine Probefahrt mit dem Kleidungsstück, bevor Sie sich zum Kauf entschließen. Setzen Sie sich auf einen Stuhl, gehen Sie ein Stück, strecken Sie sich, drehen Sie sich, beugen Sie sich vor. Beobachten Sie, wie sich das Kleidungsstück bei all diesen Bewegungen verhält. Achten Sie darauf, ob irgendwo Nähte spannen oder der Stoff nicht nachgeben will. Das könnte bedeuten, daß Sie schon in der ersten Woche Ärger bekommen. Der Stoff könnte an den Nähten schnell faserig werden und verschlissen aussehen – zum Beispiel an der hinteren Schrittnaht oder an der Schulter.

Ein weiterer Punkt, auf den Sie achten sollten, sind Geräusche. Raschelt, knistert oder knirscht das Material, wenn Sie gehen oder die Arme bewegen? Könnte dieses Geraschel Ihnen nach fünf Minuten auf die Nerven gehen? Manche Jacken machen so viel Lärm, daß man nur bis zur nächsten Bushaltestelle zu gehen braucht, schon steht man knapp vor einem Nervenzusammenbruch. Wenn ich mit Kundinnen in der Umkleidekabine stehe, schließe ich immer kurz die Augen und horche auf die Geräusche, die ein Kleidungsstück macht. Darauf achtet man meist nicht weiter, wenn einen die Farbe oder der Schnitt in den Bann gezogen hat, aber mir sind schon eine Menge Kleider untergekommen, die ein trauriges Dasein in dunklen Schrankwinkeln fristeten, einfach weil Sie zu laut waren.

Wie stark knittert der Stoff? Sie müssen nicht gleich austesten, wie sich das Material verhält, wenn Sie eine Handvoll Stoff in der Faust zusammenquetschen. Das wäre nicht unbedingt ein realitätsnaher Test. Tun Sie einfach das, was Sie in Kleidern sonst auch tun. Setzen Sie sich auf einen Stuhl, gehen Sie in die Hocke, beugen Sie sich zu Ihren Schnürsenkeln, schlagen Sie die Beine übereinander, schieben Sie die Ärmel hoch. Und dann stellen Sie sich noch einmal vor den Spiegel und sehen sich genau an, wo und wie stark sich Knitterfalten gebildet haben.

Susan kaufte sich ein Kleid für eine Party. Sie ging im Büro-Outfit zu der Party und nahm das Kleid auf einem Kleiderbügel mit. Sie zog es dort erst an und verbrachte den ganzen Abend im Stehen. Das Kleid sah phantastisch aus. Zwei Wochen später zog sie es wieder an, zu einer Hochzeit. Diesmal zog sie es schon daheim an. Sie setzte sich damit ins Auto, legte den Sicherheitsgurt an und fuhr eine knappe Stunde. Als sie aus dem Wagen stieg und an sich hinabschaute, sah das Kleid aus, als hätte sie darin geschlafen. Hätte sie mit dem Kleid eine Probefahrt in der Umkleidekabine gemacht, wäre ihr das rechtzeitig aufgefallen. Auf dem Kleiderbügel sehen die Sachen meist anders aus, propper gebügelt, makellos glatt und unverwüstlich. Aber Ihr Körper ist kein Kleiderbügel. Er ist beweglich. Sehen Sie sich deshalb an, was mit den Kleidern passiert, wenn Sie sich darin bewegen.

Das **Pleiten-, Pech- und Pannen-Quiz**

Ich will Ihnen noch ein paar Geheimtipps zum Thema Pleiten, Pech und Pannen verraten. Aber Sie bekommen sie nicht umsonst. Beantworten Sie die folgenden Quizfragen, dann erfahren Sie die Lösungen:

1. Sie sind bei mir zum Essen eingeladen und probieren meine berühmten hausgemachten Heidelbeer-Crêpes. Sie stechen die Gabel in die Crêpe auf Ihrem Teller, da platzt eine pralle, heiße Heidelbeere auf und sprenkelt Ihr Top mit blauem Saft. Sie kreischen »O Nein!« Was tun Sie als nächstes?
   a. Sie betupfen die Sprenkel mit Mineralwasser, um den blauen Saft zu verdünnen.
   b. Sie nehmen einen Waschlappen, warmes Wasser und etwas Spülmittel und machen sich ganz vorsichtig ans Rubbeln.
   c. Sie ziehen Ihre Bluse aus – sie ist aus Baumwolle, Leinen oder einem Mischgewebe, auf jeden Fall waschbar –, gehen in meiner Küche ans Spülbecken, drehen das heiße Wasser auf, warten, bis es dampft, und halten dann die fleckigen Stellen unter das fließende Wasser, bis der blaue Saft restlos herausgespült ist.

Tja, wenn ich Sie zu meinen berühmten Heidelbeer-Crêpes eingeladen habe, dann habe ich Ihnen vermutlich von vornherein gesagt, Sie sollten sich am besten eine Ersatzbluse mitbringen – für genau diesen Fall, denn er passiert ausgesprochen häufig. Falls Sie meinen Rat nicht befolgt haben oder falls Sie diese Crêpes oder irgendein anderes Gericht mit Beerenobst im Restaurant essen, können Sie entweder sofort nach Hause eilen und in der Küche das heiße Wasser aufdrehen oder Ihre Bluse vergessen. Je schneller die Flecken herausgewaschen werden, desto besser. Die richtige Antwort ist c. Es funktioniert wirklich.

2. Sie sind wieder Gast in meinem Hause, diesmal gibt es eine Party. Eine meiner Freundinnen will Sie mit Küßchen begrüßen und trifft daneben. Der Kuß – und ein knallroter Schmierfleck, der von ihrem Lippenstift herrührt – landet auf dem Kragen Ihrer Lieblingsbluse. Was tun Sie?
   a. Sie schreien.
   b. Sie machen sich mit Wasser und Seife ans Werk.
   c. Sie bitten mich um Haarspray, sprühen den Lippenstiftfleck ein und tupfen ihn dann mit einem sauberen Waschlappen ab.

Die Antwort ist c. Allerdings sollten Sie das Haarspray erst an einer unauffälligen Stelle ausprobieren. Und Sie sollten weder reiben noch rubbeln, sondern tupfen! Das Haarspray löst die Farbe, und der Waschlappen saugt sie auf. Es ist ein Wunder!

3. Sie befinden sich in einem Wellness-Hotel draußen auf dem Land. Sie sitzen an einem eisernen Tisch, und als Sie aufstehen, entdecken Sie einen Rostfleck auf Ihrem Kleid. Was tun Sie?
   a. Sie gehen in Ihr Zimmer und weinen.
   b. Sie versuchen es mit dem Haarspray-Trick.
   c. Sie rühren einen Klecks Shampoo in warmes Wasser, spülen das Kleidungsstück darin aus und hängen es zum Trocknen auf.

Die richtige Antwort ist c. Ja, wirklich: *farbloses* Shampoo ist hier die Rettung. Gehen Sie aber dennoch auf Nummer sicher und machen Sie erst an einer unauffälligen Stelle einen Test, sonst bleiben womöglich Wasserflecken zurück.

Das **Notfall**-Köfferchen für unterwegs

Zu guter Letzt will ich Ihnen noch den Tipp mit auf den Weg geben, ein Notfallköfferchen in Ihrem Kofferraum zu deponieren, das eine Erste-Hilfe-Ausrüstung für Kleiderpannen und ähnliches Ungemach enthält. Eine ganz einfache Sache. Nehmen Sie eine Schuhschachtel oder etwas ähnliches, und packen Sie eine Reihe von Utensilien hinein, die Ihnen im Pannenfall das Leben retten. Hier ist das Inventar meines eigenen Notfallköfferchens:

Hühneraugenpflaster für Druckstellen in neuen Schuhen oder zur Wattierung eines zu stramm sitzenden Ohrclips – ich klebe es einfach auf den Teil des Ohrclips, der hinter dem Ohr sitzt

Klebeband zum Entfusseln meiner Kleider – es funktioniert besser als eine Fusselbürste

ein Ersatzlippenstift für den Fall, daß ich meinen Lippenstift verliere (passiert mir ständig)

eine Zahnbürste zum Aufrauhen von Wildlederschuhen, zum Bürsten meiner Wildlederjacke, falls sie ein paar Regentropfen abbekommen hat, oder zur Säuberung meines Jackenärmels, falls ich ihn in der Kantine ins Kartoffelpüree getunkt habe. Denken Sie daran: Oft reicht die Notfallversorgung mit der Zahnbürste aus, nicht immer ist die Intensivstation, sprich Reinigung nötig

eine Ersatzstrumpfhose für den Laufmaschenfall

Puder, Lidschatten und Rouge (fast leere Döschen, in denen noch ein kleiner Rest ist) für den Fall, daß ich am Abend eines langen Tages mein Make-up auffrischen will (in der Handtasche habe ich keine Schminksachen, nur einen Lippenstift)

Pflaster, falls ich mir in neuen Schuhen Blasen laufe

Deodorant für den Fall, daß ich es morgens aufzutragen vergessen habe – das passiert mir ebenfalls ständig (ich wette, es ist Ihnen auch schon passiert). Wozu sich deswegen einen ganzen

Tag lang ärgern? Sorgen Sie für alle Eventualitäten vor, und packen Sie auch ein Deo in Ihr Notfallköfferchen.

Und nun viel Glück bei der Pflege Ihrer Garderobe. Nehmen Sie sich vor Kaninchen in acht. Apropos – wollen Sie wissen, was aus meinem Lieblingsrock geworden ist? Ich brachte ihn zu meiner Änderungsschneiderin, die ihre Kreativität unter Beweis stellte und ihm eine neue Saumlinie verlieh. Jetzt ist der überlappende Teil des Wickelrocks unten abgerundet statt rechtwinklig geschnitten. Mir fällt es kaum auf. Kaum. Aber ich kann mir nicht helfen: Jedesmal, wenn ich die abgerundete Ecke sehe, muß ich an Kaninchen denken, um die ich seitdem einen großen Bogen mache, wo immer ich einem begegne. Als Tim das letzte Mal übers Wochenende zu seiner Mutter nach Cleveland fuhr, fragte er mich, ob ich für die zwei Tage sein Kaninchen (»Es ist ja sooo süüüß!!!«) hüten könne. Ich mußte ihm leider einen Korb geben. Mir fiel gerade noch rechtzeitig das Gelassenheitsgebet ein – *Gott gebe mir ... den Mut, Dinge zu ändern, die ich ändern kann!* Die Verantwortung war mir einfach zu groß.

Was halten Sie von folgendem Resüme? Kleider erfordern beim Kauf und im Gebrauch ein waches Auge. Auch wenn sie noch »sooo süüüß« sind – denken Sie daran: Wenn die schönen Sachen erst in Ihren Schrank eingezogen sind, tragen Sie für sie Verantwortung und müssen sich um sie kümmern.

Intelligentes Kofferpacken

Wenn Sie nicht mit fünf Koffern, zwei Hutschachteln, einem Beautycase, einem Kleidersack und vier Plastiktüten verreisen wollen, sollten Sie bei der Zusammenstellung Ihrer Reisegarderobe darauf achten, daß Sie möglichst viel miteinander kombinieren können.

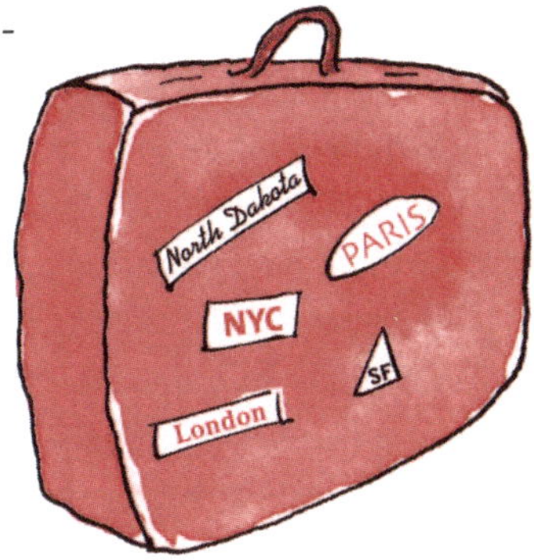

SIE WOLLEN VERREISEN UND MACHEN SICH ANS KOFFERPACKEN. Die neue Bluse muß rein, Ihre Lieblingsschuhe, am besten auch der Schal, den Ihre Freundin Ihnen vor kurzem geschenkt hat … bloß merken Sie dann, daß die Sachen nicht zueinander passen, der Koffer im Nu zum Bersten gefüllt ist und Sie immer noch nicht die Geschenke untergebracht haben, die Sie Ihrer Freundin mitbringen wollten … Klingt bekannt? Ich wette, es gibt keine Frau, die das nicht schon erlebt hat.

Kofferpacken ist eine Wissenschaft. Und wie bei jeder Wissenschaft gibt es Laien, die rein gar nichts davon verstehen, Nobelpreisträger, die auf diesem Gebiet Höchstleistungen hervorbringen, und dazwischen die ganze Bandbreite: von der Hobbyforscherin über die Studentin bis zur erfahrenen Praktikerin. Auf welcher Stufe der Karriereleiter würden Sie sich selber ansiedeln?

Ich werde Ihnen zunächst den absoluten Laien vorstellen, eine

Frau, die zum ersten Mal im Leben einen Koffer packt. Sie beginnt mit dem Packen um elf Uhr abends, wenn sie am nächsten Morgen um halb sieben Uhr abreisen will. Sie ist müde und gestreßt und hat weder Zeit noch Energie, lange darüber nachzudenken, was sie einpacken soll. Sie wirft wahllos Sachen in den Koffer – Kleider, die sie gern trägt und die zufällig frisch gewaschen und gebügelt sind. Sobald der Koffer halbvoll ist, packt sie noch ein zusätzliches Jackett hinein, zwei zusätzliche Paar Schuhe zu den zwei zusätzlichen Outfits, die sie in letzter Minute obenauf gedrückt hat, und dann noch zwei Pullover, *nur für den Fall des Falles*. Kurz bevor sie den Deckel schließt und den Reißverschluß zuzieht, steckt sie noch schnell das Sonnenschutzmittel hinein, *nur für den Fall des Falles*, daß sie während des einwöchigen Kongresses im sonnigen Süden ein freies Stündchen zum Faulenzen am Pool finden sollte.

Szenenwechsel zum nächsten Vormittag, als sie an ihrem Ankunftsort aus dem Flugzeug steigt. Sie wuchtet das schwere Monstrum von Koffer in den Flughafenbus und holt sich dabei einen blauen Fleck am Ellbogen. Im Hotel angekommen, öffnet sie den Reißverschluß, um mit dem Auspacken anzufangen – und erlebt eine klebrige Überraschung. Das Fläschchen mit dem Sonnenschutzmittel ist während des Fluges aufgegangen. Die Lotion hat sich über alle Kleider verteilt und ist fast bis zum Boden durchgesickert, weil alles so dicht gepackt ist. Jedes Teil, das sie herauszieht, ist zerknittert, verschmiert und riecht penetrant nach Sonnenschutzmittel. Am Ende der Woche überschlägt sie, daß sie mit einem Viertel dessen, was sie eingepackt hat, gut über die Runden gekommen wäre, und fühlt sich wie eine Niete.

Kommen wir nun zum entgegengesetzten Extrem, dem Nobelpreisträger. (Ich nehme doch an, Sie rangieren eher an diesem Ende der Skala?)

Der NIK

Meiner Meinung nach verdient eine Frau, die imstande ist, einen Koffer mit Überlegung und Sorgfalt zu packen und in der Fremde aus einer funktionierenden Reisegarderobe zu wählen, die höchste Auszeichnung, die einem Reisenden verliehen werden kann: den Nobelpreis für Intelligentes Kofferpacken (NIK).

Vielleicht sind Sie der Meinung, daß es kein Genie erfordert, einen Koffer intelligent zu packen. Vielleicht sagen Sie: »Das mache ich mit links!« Dann darf ich Ihnen gratulieren. Denn intelligentes Kofferpacken ist so schwierig und zeitraubend wie die Entschlüsselung des menschlichen Genoms. Man kann wochen- und monatelang daran arbeiten und täglich zweifeln, ob man es schaffen wird. Nein, die Gewinnerin des NIK hat es verdient, daß man ihr einen Lorbeerkranz ins Haar flicht, einen Stern nach ihr benennt und daß Nina Ruge in »Leute heute« über sie berichtet. Alle Welt würde sich darum reißen, Sie kennenzulernen, Ihre beste Freundin zu sein, *wie Sie* zu sein! Ihre Fans würden stundenlang nach Karten Schlange stehen, um Sie nur ein einziges Mal live aus der Nähe sehen zu können. Sämtliche Talkshows würden Sie mit Anfragen bombardieren – Vera Int-Veen, Harald Schmidt und Günther Jauch (Sie Glückspilz!) würden Sie mit Einladungen bestürmen.

Nachdem Sie sich zu einem Auftritt in Günther Jauchs »stern TV« bereit erklärt hätten, bekäme das begeisterte Publikum folgendes zu sehen, wenn es Ihnen beim Packen eines Koffers für Ihre nächste Reise zuschauen dürfte:

Weil Sie schon im voraus wissen, daß Sie verreisen werden, planen Sie auch im voraus. In welcher Phase Ihres Zyklus werden Sie sich befinden? Wie viele Tampons müssen Sie einpacken? »Denken Sie daran«, würden Sie Ihren Zuschauerinnen sagen, »daß es Dinge gibt, die man in einer fremden Stadt um keinen

Preis suchen möchte: einen guten Friseursalon, ein gutes Kosmetikstudio. Nichts ist schlimmer, als am Tag vor der Abreise festzustellen, daß man seit sechs Wochen nicht mehr beim Friseur war und sich mit dem herausgewachsenen Haarschnitt spätestens in drei Tagen nicht mehr vor die Tür wagen wird. Außerdem empfehle ich, sich vor einer Reise eine frische Maniküre und eine frische Pediküre machen zu lassen und für kleine Ausbesserungen die passenden Nagellackfarben einzupacken.«

Sie besitzen bereits ein Reiseset Ihrer Pflege- und Make-up-Produkte, so daß Sie nicht jedesmal alles neu aus dem Badezimmerschränkchen zusammensuchen müssen. Ihr Reiseset ist in einem wasserdichten Kulturbeutel mit sicherem Verschluß verpackt, weil es auf Flugreisen häufiger vorkommt, daß das eine oder andere Plastikbehältnis zu lecken anfängt. (Denken Sie an die Sonnenschutzlotion!)

Etwa eine Woche vor der Reise fangen Sie an, zu überlegen, was Sie an dem Ort, an den Sie reisen, unternehmen werden und welche Kleidung Sie dafür brauchen. Sie reservieren in Ihrem Schrank ein Ende der Kleiderstange für Ihre Reisegarderobe, oder Sie stellen vorübergehend einen fahrbaren Kleiderständer auf. Sie fangen an, Kleidungsstücke auszuwählen, die für die Reise in Frage kommen könnten. Sie wissen, daß beim Kofferpacken die Zeit Ihr Freund, nicht Ihr Feind ist. Während der folgenden Woche sehen Sie sich Ihre Auswahl immer wieder an, nehmen das eine oder andere wieder weg, fügen dies oder jenes hinzu.

Als Expertin wissen Sie, daß nichts über das Kombinationspotential neutraler Farben geht. Vera Int-Veen erklären Sie es folgendermaßen: »Also, ich fange mit zwei neutralen Farben an, einer dunklen und einer hellen. Kombinationen aus einer dunklen Neutralfarbe (Schwarz, Marine, Espresso oder Olive) und einer hellen Neutralfarbe (Taupe, Weiß, Elfenbein, Hellgrau) kann man problemlos mehrere Tage hintereinander tragen, ohne sie satt zu bekommen. Aus dunklen Sachen läßt sich leichter ein elegantes Outfit zaubern, wenn man unterwegs ist. Grelle Farben hat man schnell über. Ein limonengrünes Kostüm oder einen Hosenanzug in knalligem Orange möchte man spätestens nach drei Tagen zerreißen, verbrennen oder aus dem Fenster werfen.«

Sie erklären ihr, wie Sie mit Hilfe der Accessoires erfrischende Akzente setzen und Abwechslung und Farbe in Ihre Reisegarderobe bringen – mit auffällig gemusterten Schals, einem Gürtel in Leopardenfelloptik, bunten Kopfbedeckungen oder Haarbändern. Wenn Sie noch Platz im Koffer haben – oder wenn Sie eine angeborene Allergie gegen Accessoires haben –, nehmen Sie noch ein limonengrünes T-Shirt oder eine Bluse mit Paisleymuster im Retro-Look dazu.

Während Sie sich die Kleider auf Ihrem fahrbaren Kleiderständer immer wieder ansehen, machen Sie sich Gedanken über die Stoffe. Die besten Stoffe für Reisen sind solche, die von selber wieder glatt werden, wenn sie Knitterfalten abbekommen. Dazu gehören Crêpes und Stricks, Cool Wool, Jersey, Denim, Mikrofaser, Polyester, Polyamid, Kunstfasermischungen und ähnliches. Lassen Sie Ihre empfindlichen, pflegeintensiven Lieblingskleider besser zu Hause, denn fern der Heimat werden Sie keine Freude an ihnen haben.

Der NIK-Plan

Nun ist es an der Zeit, einen Plan aufs Papier zu bringen. (Harald Schmidt wird diesen Teil lieben.) Nehmen Sie Papier und Bleistift, und zeichnen Sie eine Tabelle. Schreiben Sie in die linke Spalte untereinander »Überbekleidung«, »Oberkörper«, »Unterkörper«, »Schuhe«, »Unterwäsche«, »Accessoires«. Legen Sie dann für jeden Tag, den Sie fort sein werden, eine Senk-

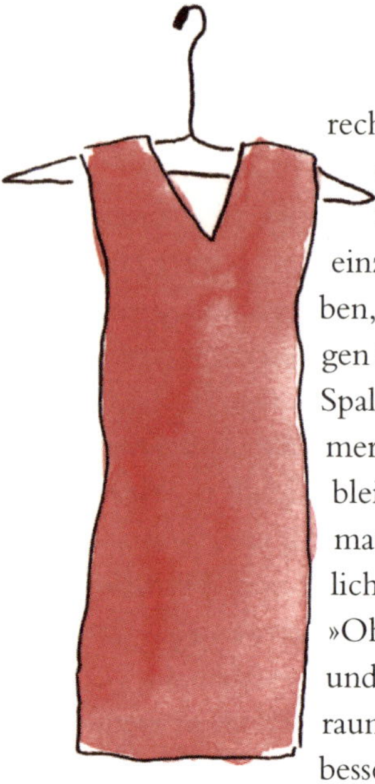

rechtspalte an, also fünf Spalten für fünf Tage oder sieben Spalten für sieben Tage. Falls Sie schon im voraus wissen, daß Sie an einzelnen oder allen Tagen abends Pläne haben, die ein besonderes Outfit erfordern, legen Sie für diese Abende ebenfalls jeweils eine Spalte an. (Hier wird Harald Schmidt zu jammern anfangen. Er wird stöhnen: »O Gott, wo bleibt denn da die Spontaneität? Muß das so mathematisch sein? Man fährt doch schließlich in Urlaub!« Und Sie werden antworten: »Ohne Planung keine Spontaneität. Für Spaß und Improvisation bleibt noch genug Spielraum, wenn man erst am Urlaubsort ist. Je besser man plant, desto gelassener kann man vor Ort improvisieren. Darf ich jetzt weitermachen?«)

Spielen Sie mit dieser Tabelle. Gehen Sie die Outfits durch. Machen Sie einen Testlauf. Ziehen Sie die kompletten Outfits probehalber an, und füllen Sie die Spalten erst aus, wenn Sie rundum zufrieden sind. Schreiben Sie von Kopf bis Fuß jedes Detail auf, einschließlich sämtlicher Accessoires: Gürtel, Schmuck, Schuhe. Beruhigen Sie Harald Schmidt, daß Ihr Plan schließlich kein Pflichtprogramm ist, sondern jederzeit über den Haufen geworfen werden kann. Erklären Sie ihm, wie ungeheuer beruhigend es wirkt, alles zu notieren. Erzählen Sie ihm, was am Abend vor der Abreise passiert, sobald Sie sich ans Kofferpacken machen: Da Sie alle Outfits haarklein geplant haben, bekommen Sie einen Schreck, weil auf Ihrer fahrbaren Kleiderstange fast nichts hängt. Sie fragen sich, ob Sie wirklich mit den paar Sachen auskommen werden. Aber dann werfen Sie einen Blick auf Ihren Plan, nicken zufrieden und packen gutgelaunt Ihr kleines, federleichtes Köfferchen. Sie wissen, daß Sie blendend organisiert sind! Sie wissen genau, was Sie jeden Tag und jeden Abend tragen werden. Und wenn Sie dann im Urlaub noch drei weitere Kombinationen entdecken, die Sie gar nicht geplant hatten, um so besser!

Als Expertin kennen Sie die Formeln, die auch anderen helfen, kreativ und effizient zu denken. Einige davon verraten Sie uns. Sie erläutern uns das »Gesetz der Dreifachnutzung«. Sie erklären uns, daß wir versuchen sollen, unsere Reisegarderobe so zusammenzustellen, daß wir jedes Einzelteil für drei verschiedene Outfits verwenden können. Sie sagen: »Wenn Sie nicht mit fünf Koffern, zwei Hutschachteln, einem Beautycase, einem Kleidersack und vier Plastiktüten verreisen wollen, sollten Sie bei der Zusammenstellung Ihrer Reisegarderobe darauf achten, daß Sie möglichst viel miteinander kombinieren können.« Sie verraten uns den Schuhe-zuerst-Trick: »Am einfachsten ist es, wenn Sie Ihre Garderobe von unten nach oben planen. Legen Sie als erstes fest, wie viele und welche Schuhe Sie mitnehmen wollen. Planen Sie dann Outfits, die zu diesen Schuhen passen.« Sie raten uns davon ab, neue, noch ungetragene Kleider einzupacken. Ein neues Kleidungsstück sollte man ein paarmal getragen haben, damit man weiß, wie es sich bewährt. Bei nagelneuen Schuhen oder Kleidungsstücken ist man nie gegen unliebsame Überraschungen gefeit. Zum Schluß machen Sie uns noch auf einen wichtigen Punkt aufmerksam: »Denken Sie daran, für die Stunden im Flugzeug etwas wirklich Bequemes anzuziehen.« Sie empfehlen uns, am Abreisetag die schwersten Schuhe und die dickste Jacke aus unserer Reisegarderobe anzuziehen. Außerdem sollen wir ein paar dicke Socken ins Handgepäck stecken und einen großen Schal, der sich zur Decke umfunktionieren läßt – da es im Flugzeug ziemlich kalt werden kann. Auch unseren Schmuck sollen wir im Handgepäck verstauen, da sich persönlicher Schmuck nicht so leicht ersetzen läßt wie Kleider, die verlorengehen.

Wenn Frauke Ludowig Sie für »Exclusiv« interviewt, geben Sie im Verlauf des Gesprächs ein paar kleine Geheimnisse preis: »Leichte Kleider aus gemusterten, gecrashten Stoffen sind ideale Reisebegleiter. Ein Kleid ist in der Hitze angenehm kühl, auf gemusterten Stoffen fallen kleine Flecken nicht auf, und gecrashte Stoffe können nicht knittern, sie sind schon geknittert. Mit einer Perlenkette wirkt ein Kleid sofort elegant (wer Angst hat, mit echtem Schmuck zu reisen, nimmt einfach Modeschmuck). Ohne Schmuck und mit legeren Schuhen wirkt es schlicht.«

Wenn Sie möchten, dürfen Sie gern mit den Tipps einer meiner Kundinnen brillieren, deren Theorie lautet: Wen schert es, was sie anhat, wenn sie in fremden Ländern herumgondelt? Die Chance, daß sie jemanden trifft, den sie kennt, ist äußerst gering. Also packt sie Sachen ein, die sie aus ihrer Alltagsgarderobe schon aussortiert hat, weil sie nicht mehr ganz aktuell, aber immer noch gut in Schuß sind. So gewinnt sie einer bequemen Hose oder einem hübschen Rock noch ein, zwei zusätzliche Lebensjahre ab. Sie bewahrt diese »Reiseklamotten« in einem eigenen Schrank auf und kann dadurch beim Kofferpacken auf eine größere Auswahl zurückgreifen. Wenn diesen Kleidern auf der Reise etwas zustößt, weint sie ihnen keine Träne nach. Und für den Fall, daß sie im Urlaub *doch* jemandem begegnet, den sie von zu Hause kennt, wertet sie die nicht mehr ganz taufrischen Kleider durch modische Schuhe und Handtaschen auf.

Ein weiteres wichtiges Thema ist das Wetter. Verlassen Sie sich nicht auf Wettervorhersagen. Egal, welche klimatischen Verhältnisse an Ihrem Urlaubsort »normal« sind, packen Sie immer etwas für unvorhersehbare Fälle ein. Wir alle kennen das. Ihre Mutter schwört, daß bei ihr auf Mallorca eine Bruthitze herrscht. »Glaub mir, Schatz, hier gibt es im Sommer keinen Regen.« Noch ehe Ihr Flugzeug gelandet ist, nimmt eine für diese Jahreszeit ganz und gar unübliche Kaltfront Kurs auf Mallorca, aber weil Sie vorgesorgt haben, ziehen Sie eine Jacke aus dem Koffer und brauchen keine Sekunde zu frieren. Packen Sie für extreme Hitze etwas Leichtes und für einen plötzlichen Kälteeinbruch eine Strickjacke oder eine Mikrofaserjacke ein (letztere ist wasserdicht und schützt Sie nicht nur gegen Wind, sondern auch gegen Regen).

Nun haben Sie Ihren Plan, Sie haben einen Testlauf gemacht, Sie haben eine perfekt durchdachte Reisegarderobe. Und Sie haben noch jede Menge Zeit übrig, weil Sie erst in drei Tagen packen müssen.

Kommen wir nun zum eigentlichen Packen. Dafür gibt es unterschiedliche Möglichkeiten. Die simpelste ist die Kleidersacklösung. Sie hängen Ihre kompletten Outfits (Jacke, Bluse und Hose oder Rock) auf Kleiderbügel, verpacken sie in Reinigungshüllen, die lang genug sind, um alles zu bedecken, und befestigen die Kleiderbügel an den Haken im Kleidersack. Das gleiche Prinzip funktioniert auch, wenn Sie einen Koffer verwenden. Legen Sie die Outfits mitsamt Kleiderbügeln und Hüllen flach hin, schlagen Sie sie zu Dritteln zusammen, und stapeln Sie sie übereinander in den Koffer. Wenn Sie im Hotel ankommen, öffnen Sie den Koffer, nehmen die Kleiderbügel heraus, hängen sie in den Schrank, und schon ist alles bereit, ohne eine einzige Knitterfalte. Sie brauchen sich nur noch frisch zu machen, in eines der vorbereiteten Outfits zu schlüpfen, und schon kann der Spaß losgehen.

Es gibt noch eine zweite Möglichkeit, so zu packen, daß Ihre Garderobe die Reise faltenfrei übersteht. Sie funktioniert bei jedem rechteckigen Koffer. Öffnen Sie den Koffer. Stellen Sie sich vor, er wäre eine Landkarte, und definieren Sie, wo die vier Himmelsrichtungen sind – Norden ist da, wo Sie den Deckel aufgeklappt haben. Nehmen Sie Ihr erstes Oberteil, und legen Sie es so auf den Kofferboden, daß es am nördlichen Rand anstößt und alles, was über den Koffer hinausragt, einfach über die Ränder hinaushängt. Im Fall des Oberteils sind das natürlich die langen Ärmel. Dann legen Sie an der östlichen Kante eine Hose in den Koffer und lassen die Hosenbeine über den westlichen Rand hinaushängen. Dann gehen Sie weiter zum südlichen Rand und legen Ihr nächstes Kleidungsstück hinein. Machen Sie auf diese Weise im Uhrzeigersinn weiter, bis alles aufeinanderliegt. Dann fangen Sie an einem beliebigen Punkt an und schlagen, wiederum im Uhrzeigersinn, alles, was über die Kofferränder hinaushängt, nach innen ein. Klappen Sie den nördlichen Überhang ein, dann den östlichen, den südlichen und schließlich den westlichen. Wenn Sie an Ihrem Reiseziel im Hotel angekommen sind, klappen Sie die Teile auf die gleiche Weise wieder auseinander, nehmen sie aus dem Koffer und hängen sie auf. Sie werden nicht eine Falte finden. Probieren Sie es aus. Es funktioniert immer! Sie können jede Wette eingehen, der Sieg ist Ihnen sicher.

Eine letzte Kunst sollten Sie beherrschen, denn damit weisen Sie sich als wahre Meisterin Ihres Fachs aus. Wir alle kennen die unbehagliche Atmosphäre in sterilen Hotelzimmern (oder in dem vollgestopften Kämmerchen, das Tante Hilda im Bayerischen Wald ihr Gästezimmer nennt) und haben uns schon oft gefragt, ob man nicht etwas dagegen unternehmen kann. Sie wissen Rat. Stellen Sie sich ein kleines Set zusammen, mit dem Sie Ihre persönliche Atmosphäre an jeden Ort der Welt transportieren können. Ein paar persönliche Gegenstände genügen, um das unpersönlichste Motelzimmer in ein behagliches Refugium zu verwandeln. Ziehen Sie ein paar Kunstdrucke auf dünnen Posterkarton auf, gerade so groß, daß sie in die flache Außentasche Ihres Koffers passen. Nehmen Sie einen bunten Schal mit, den Sie sich um den Hals schlingen, aber genausogut als Dekoration verwenden können, indem Sie ihn über einen Tisch, eine Lampe oder einen Fernseher breiten. Packen Sie eine Handvoll Teelichter und ein, zwei kleine Kerzenhalter ein, und machen Sie es sich gemütlich. Gegen den sterilen Hotelgeruch helfen Duftkerzen. Mit ein paar Powerstrips lassen sich Postkarten oder Familienfotos aufhängen.

So. Und nun schließen Sie Ihren Koffer. Sie sind perfekt organisiert. Sie haben an alles gedacht. Kein Wunder, daß Sie keinen einzigen Gedanken an Ihre Kleider verschwenden, sondern vom ersten bis zum letzten Tag einfach nur Ihren Urlaub genießen.

Lassen Sie die **Sorgen** zu Hause

Wer so durchorganisiert ist wie Sie, kann den Laien unter uns eine Liste mit Vorschlägen an die Hand geben, die uns helfen, mit der Garderobenplanung für unsere nächste Reise zu beginnen. Hier ist Ihre Liste mitsamt Erläuterungen:

Ein dunkles Ensemble – Hose, Rock, Jacke – aus Cool Wool (Widerstehen Sie der Versuchung, nur Jeans und Joggingsachen einzupacken, wenn Sie nach Mallorca reisen. Geben Sie niemandem Anlaß, Sie fälschlicherweise als Ballermann-Touristin abzustempeln.)

Ein Twinset Ein Twinset bietet den Vorteil, daß Sie je nach Wetter unterschiedlich viele Schichten übereinander tragen können. Den kurzärmligen oder ärmellosen Pulli können Sie sowohl mit der Twinsetjacke als auch mit dem Blazer – oder mit beidem, falls es kühl ist – tragen. Das Twinset allein können Sie abwechselnd zur Hose und zum Rock tragen.

T-Shirts Nehmen Sie Baumwolle für den Tag und Seide für den Abend, wenn es eleganter sein soll.

Abendhose Versuchen Sie es mit einer schön fallenden Palazzo-Hose aus Chiffon oder mit einer Zigarettenhose aus einem schimmernden Material.

Accessoires Ein kleines Seidentuch, bunt gemustert oder mit Animal Print, wärmt den Hals. Eine schöne Halskette mit passenden Ohrringen macht Sie ausgehfein. Ein paar schlichtere Ohrringe für tagsüber peppen jedes Outfit auf und machen gute Laune. Packen Sie mindestens zwei Handtaschen und mindestens zwei Paar Schuhe ein – für tagsüber eine Umhängetasche oder einen Rucksack und Schuhe, in denen Sie bequem laufen können; für abends eine kleine Abendtasche und elegante Sandalen. Und vergessen Sie die Sonnenbrille nicht.

Ihr abschließender Tipp für uns lautet: Der Garderobenplan gehört ins Handgepäck. Falls unser Gepäck verlorengeht oder gestohlen wird, können wir bei der Fluglinie oder der Reisegepäckversicherung ohne langes Grübeln genaue Angaben machen und damit die Schadensregulierung beschleunigen.

So, ich darf mich bei Ihnen für die wertvollen Tipps bedanken. Der einzige Rat, den ich Ihnen als preisgekrönter Kofferpackexpertin in aller Bescheidenheit noch geben möchte, ist der, sich von Ihrer Telefongesellschaft eine Geheimnummer geben zu lassen. Die Presse wird Sie nämlich nicht in Frieden lassen – schließlich möchte jeder hinter Ihr Geheimnis kommen! Habe ich Ihnen schon gratuliert? Herzlichen Glückwunsch!

Bekenntnisse eines Mode-Snobs

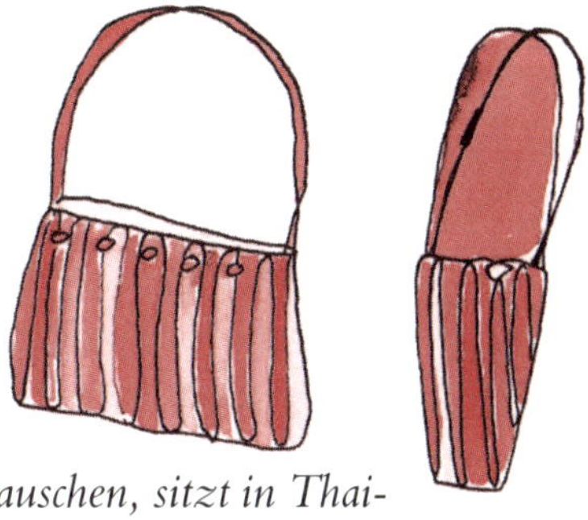

Während in Mailand oder Paris die neuesten Haute-Couture- und Prêt-à-porter-Schauen über den Laufsteg rauschen, sitzt in Thailand oder Portugal schon jemand an der Nähmaschine, um genau die gleichen Modelle für Sie sehr viel preiswerter herzustellen.

WIE SOLL ICH ES SAGEN, ohne wie ein Snob zu klingen? Es ist weiß Gott nicht die Schuld meiner Mutter. Sie hat mich anders erzogen. Diese Seite an mir hat sich erst mit den Jahren entwickelt, als ich längst meinen eigenen Kopf hatte.

Ich habe einen Boutiquen-Tic. Ich kaufe am liebsten in Designerboutiquen. Die Preise erschrecken mich nicht. Ich kann mir sündhaft teure Kleidung kaufen, ohne mit der Wimper zu zucken. Zu meiner Verteidigung muß ich aber sagen: Ich bin eine absolut treffsichere Käuferin. Wenn ich mir etwas kaufe, kann ich sicher sein, daß ich es tragen werde, bis es auseinanderfällt. Deshalb ist bei mir am Ende jeder Kauf ein Schnäppchen, egal, was ich bezahlt habe. Umgerechnet auf die Lebenszeit, die ein 300-Euro-Pulli bei mir hat, sind die Kosten für jeden einzelnen Tag, an dem ich ihn trage, Peanuts.

Ich kann nie mithalten, wenn meine Freundinnen mit ihren Schnäppchen prahlen. Einen phantastischen Mantel für fünfzehn

Euro zu ergattern – das ist nicht meine Welt. Ich sitze dann immer stumm dabei und komme mir wie ein Außenseiter vor, ungefähr so, als hätte ich mich in einen Fanclub von Grateful Dead verirrt, in dem alle mit glasigen Augen von Konzerten aus grauen Vorzeiten schwärmen: »Weißt du noch, der Auftritt in Ithaca im Mai '77? Wow! Das ging ab!« An mir ist das alles vorbeigegangen – die Drogen, die Batikhemdchen, die Begeisterung ...

Mit Schnäppchen geht es mir genauso. Ich habe keine Wühltisch-Anekdoten auf Lager, keine Heldengeschichten von stundenlangem Schlangestehen am Eröffnungstag des Schlußverkaufs – am besten schon morgens um sieben, mit ein paar Dosen Energy-Drink im Rucksack – und schon gar kein Märchen vom Zufallsfund bei Woolworth.

Ich bin einer von den Snobs, die sich in Boutiquen und Designerstores am wohlsten fühlen. Ich gehe während der Woche shoppen, wenn nicht viel los ist. In überfüllten Geschäften bekomme ich sofort Platzangst, und wenn ich vor der Umkleidekabine eine Schlange sehe, mache ich auf dem Absatz kehrt. Ich mag auch keine Läden, in denen auf engem Raum so viel Ware untergebracht ist, daß man im Vorbeigehen versehentlich mit der Handtasche oder dem Rucksack die Pulloverstapel von den Regalen fegt oder an den Kleiderbügeln hängenbleibt. Schicken Sie mich dagegen in eine Designerboutique mit Preisschildern, bei denen andere in Ohnmacht fallen, dann bin ich in meinem Element – entspannt, gelassen, guter Dinge. Wenn in diesen Läden alles etwas mehr kostet, weil das Privileg, zwischen kunstvoll präsentierten Waren genug Platz zum Schlendern zu haben, im Preis mit inbegriffen ist, dann zücke ich gern mein Scheckheft und unterstütze die Geschäftsleitung darin, diesen Stil des Hauses weiter zu pflegen.

Trotzdem ertappte mich eines Tages Robin, eine Verkäuferin, die ich aus einer meiner Nobelboutiquen gut kenne, in einer überfüllten Hennes-&-Mauritz-Filiale. Ich stand in der endlos langen Kassenschlange – und ich hatte bergeweise Klamotten auf dem Arm. Als sie mich ansprach, wurde ich knallrot und log wie gedruckt. Was hatte ich da zu suchen?

Ganz einfach. Eine Freundin war schuld daran. Nicht irgendeine gute alte Freundin, sondern eine Freundin, die Inhaberin zweier Modeboutiquen ist. Sie hatte mir folgendes erzählt: Sie sei mit ihrer achtzehnjährigen Tochter shoppen gewesen, unter anderem bei H&M. Da sie sich bei ihrer Tochter immer enorm konzentrieren müsse, um ihr nicht ständig ungebetene Ratschläge zu erteilen – das sei bei ihr nun mal Berufskrankheit –, habe sie sich damit abgelenkt, herumzustöbern, ob vielleicht auch etwas für sie selber zu finden sei. Plötzlich habe sie das perfekte Paar Hosen entdeckt. Sie kaufte gleich drei Stück. »Hier, sieh dir das an«, sagte sie und zupfte sich am Hosenbein, »das ist eine davon. Achtzehn Mäuse. Ist das zu fassen? Da mußt du unbedingt auch mal hin!«

Drei Tage darauf hatte ich zufällig ganz in der Nähe von H&M etwas zu erledigen und beschloß, da ich schon mal hier war, einen Blick in den Laden zu werfen. Es braucht ein bißchen Konzentration und Zielstrebigkeit, weil die Kleiderständer so vollgepfropft sind. (Weniger Bügel auf den Kleiderständern signalisieren, daß diese Stücke wirklich »etwas Besonderes« sind. Je teurer die Kleider sind, desto großzügiger werden sie gehängt.) Aber als Profi weiß ich natürlich, wie man in einem Modegeschäft konzentriert und zielstrebig vorgeht.

Ich entdecke einen Rock in einem Schnitt,
den ich schon immer mal anprobieren wollte!
Ich finde ein paar Blusen, die genau meine Farben haben!
Ich sehe wadenlange Röcke mit
passenden Stricktops – **exakt** das Outfit, das ich mir
für diesen Herbst vorgestellt habe! Ich kann mich nicht zwi-

schen dem schwarzen und dem olivefarbenen Ensemble entscheiden, also nehme ich erst mal beide mit zur Anprobe. Die Sachen sind schließlich spottbillig! Kurz darauf stehe ich in der Umkleidekabine und setze den Profiblick auf, mit dem ich sonst meine Kundinnen mustere. Ich konzentriere mich auf die Paßform, ich kombiniere unterschiedliche Einzelteile, bis sie perfekt harmonieren. Ich stelle ein paar erstklassige Outfits zusammen.

Nach reiflicher Überlegung, bei der ich alle Aspekte berücksichtige, die ich sonst meinen Kundinnen zu bedenken gebe, steuere ich euphorisch den chaotischen, überladenen Kassentisch an. Und wen sehe ich plötzlich im Gewühl zwischen den Kleiderständern? Robin, die Verkäuferin aus dem *anderen* Laden. Sie kam geradewegs in meine Richtung. Ich dachte, ich falle in Ohnmacht. Kaum hatte sie mich erspäht, stand sie auch schon vor mir. Ihr schien nicht aufzufallen, daß die Farbpalette des Kleiderbergs auf meinem Arm, der mir bis unters Kinn reichte, genau meine Farbpalette war!

Sie sah mich mit großen Augen an und fragte: »Brenda, was machst du denn hier?« Ich schwindelte mich heraus. Ich sagte, was jede hochbezahlte Einkaufsberaterin sagen würde, wenn sie gerade von der Modepolizei erwischt worden ist: »Ach Gott, der ganz normale Wahnsinn. Ich kaufe für eine Kundin ein. Du kennst mich ja, für meine Ladies stöbere ich überall ...«

Weiter konnte ich meine Ausrede nicht ausbauen, weil sie es eilig hatte. Sie musterte mich mit einem seltsamen Blick, und schon war sie wieder weg. Trotzdem drängte es mich nun auch, den Laden möglichst schnell wieder zu verlassen. Ich versuchte mich an der Kasse zu beeilen und behielt die Tür im Auge, während ich wartete, bis die Kassiererin die Rechnung fertig gemacht hatte. Gesamtsumme: 186 Euro.

Ich war in meinem ganzen Leben noch nie an der Kasse eines Modeladens so schockiert. 186 Euro für acht Teile? Ich konnte es

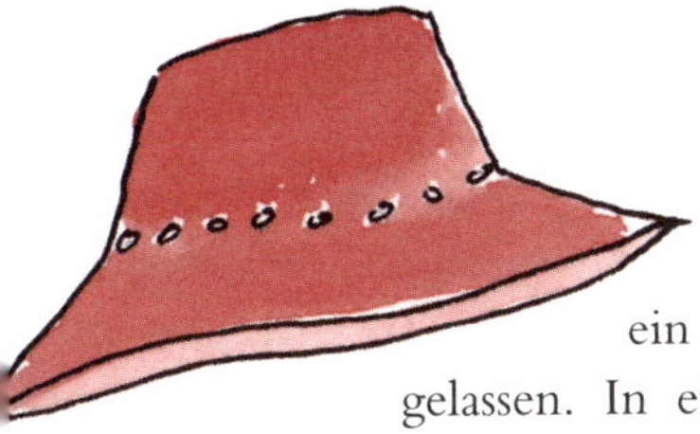

nicht fassen! Und dabei behandelte man mich, als hätte ich ein Vermögen in dem Geschäft gelassen. In einem meiner geliebten Designerstores hätte ich für die gleichen 186 Euro ein Dessous-Set bekommen.

Ich ging nach Hause und packte meine neuen Sachen aus den Plastiktüten. Die Plastiktüten dieser Low-Budget-Modehäuser sind lausig, das muß man wirklich sagen. Sie hatten keine Tragegriffe. Sie waren nicht kartoniert, stabil und edel gestaltet wie die Couture-Taschen, die man in den teuren Nobelboutiquen bekommt.

Aber das Kaschmirtop für 18 Euro, das ich herauszog, sah genauso aus wie das, was eine meiner Kundinnen eine Woche zuvor für 150 Euro gekauft hatte. Sie war davon begeistert und trug es tagaus, tagein, deshalb stimmte für sie das Preis-Leistungs-Verhältnis. Aber mir war plötzlich fast übel vor schlechtem Gewissen: Ich hatte nur einen Bruchteil dessen bezahlt, was sie ausgegeben hatte! Ich kam mir vor, als hätte ich etwas Böses getan!

Eine Woche später zog ich mein neues Kaschmirtop an, dazu den Rock, den ich für 26 Euro gekauft hatte, und eine der neuen Blusen, die ich offen darüber trug. Fertig war ein Look, der mir auf Anhieb gefiel – ein unspektakulärer, legerer Schick. Ich hatte an diesem Tag vor, mich für eine Kundin in verschiedenen Läden umzusehen. Ein paar Stunden später sah ich Robin wieder, diesmal an ihrem Arbeitsplatz. Als ich ihre Boutique betrat, war mir ein wenig mulmig zumute. Ich fürchtete, daß sie die Kleider, die ich anhatte, wiedererkennen und mich auf unsere Begegnung bei H&M ansprechen würde. Ich ging hinter einer ausladenden Dekoration in Deckung, bis sie einer Kundin in die Umkleidekabine folgte.

Bin ich deswegen zur Stammkundin der Low-Budget-Modehäuser konvertiert? Nein. Ich werde mein Leben lang den **Designerboutiquen** treu bleiben. Aber mir wurde wieder einmal bewußt, wie die Modebranche funktioniert. Während in Mailand oder Paris die neuesten Haute-Couture- und Prét-à-porter-Schauen über den Laufsteg rauschen, sitzt in Thailand oder Portugal schon jemand an der Nähmaschine, um genau die gleichen Modelle für Sie sehr viel preiswerter herzustellen. Am deutlichsten wird das im Frühjahr, wenn die Oscarverleihung im Fernsehen übertragen wird. Die Schauspielerinnen tragen Kleider, die etwa in der Preisklasse von Einfamilienhäusern in Minnesota liegen – lauter Einzelanfertigungen von großen Designern. Diese Modelle werden von Low-Budget-Häusern wie H&M, Mango oder Zara kopiert und binnen kürzester Frist von eigenen Herstellern gefertigt. Die Schnitte werden übernommen, die Stoffe nachgemacht, ein, zwei Details sind vielleicht anders, aber vierzehn Tage nach der Oscarverleihung können Sie für ein paar hundert Euro in dem rosa Kleid, das Gwyneth Paltrow anhatte, zur Eröffnung der Ballsaison in Ihrem Golfclub gehen. Es sieht genauso aus, nur das edle Designerlabel fehlt.

In der Mode gibt es kein Copyright, deshalb ist in der Bekleidungsbranche alles erlaubt. Preiswerte Imitate kommen fast zeitgleich mit den Originalen in den Handel. Man findet sie lediglich in *verschiedenen* Geschäften. Wenn Sie lieber in der Designerboutique einkaufen und den entsprechenden Preis bezahlen wollen, ist das kein Fehler – vorausgesetzt, daß Sie die Kleidungsstücke wirklich lieben und ausgiebig tragen. Ich will Ihnen aber auch nichts vormachen. Das Shoppen in den trendigen Low-Budget-Kaufhäusern ist oft kein Zuckerschlecken. Sie können sich zwar darauf verlassen, die topaktuellste Mode zu finden, aber Sie müssen Zeit und Geduld mitbringen, um unter vielen minderwertigen Sachen das herauszufischen, was Qualität hat. Manches sieht billig aus und fühlt sich auch so an. Der Stoff hat meist geringere Qualität, die Verarbeitung ist nachlässiger, das Futter ist nicht so gut geschnitten, die Knöpfe sind billiger (diesen Mangel können Sie allerdings leicht beheben, indem Sie sich in einem guten Kurzwarengeschäft bessere kaufen). Aber ich sage Ihnen auch ganz ehrlich: Der Rock für 26 Euro sah genauso phantastisch aus wie die 250-Euro-Version, die ich eine Woche zuvor gesehen hatte.

Vielleicht sind Sie jemand, der vor allem Wert auf Qualität legt und dafür lieber in Kauf nimmt, einen Trend nicht sofort in der ersten Woche, sondern irgendwann im Lauf der ersten oder vielleicht sogar erst der zweiten Saison in die eigene Garderobe zu integrieren. Dann sind Sie in einem der guten, alten Konfektionshäuser sicherlich besser aufgehoben als bei den trendigen Low-Budget-Anbietern, deren Zielpublikum die jungen und jugendlichen Fashion-Junkies mit dem schmalen Portemonnaie sind. Gehobene Kaufhäuser bieten die aktuelle Mode – einschließlich einiger renommierter Designerlabels – in solider Verarbeitung und zu zivilen Preisen an.

Kurz und gut, Sie werden jeden aktuellen Trend in jeder Preisklasse finden. Daher lautet mein Einkaufstipp: Sehen Sie sich als erstes die Designermode an, gehen Sie in die Nobelboutiquen. Studieren Sie die Kollektionen. Probieren Sie das eine oder andere an, wenn Sie Zeit haben. Überlegen Sie, welcher Stil oder welche Kleidungsstücke Ihnen gefallen könnten. Und dann gehen Sie zu den preiswerteren Anbietern, und schauen Sie, ob Sie etwas Vergleichbares entdecken. Wenn Sie dann »Ihren« Blazer zu einem Bruchteil des Preises bekommen, den Sie in der Designerboutique bezahlt hätten, werden Sie nicht aufhören, sich an Ihrem Schnäppchen zu freuen.

Und schließlich kommt alles darauf an, wie Sie die Einzelstücke zu Outfits kombinieren. Als ich meine spottbilligen neuen Kleider mit den Beständen in meinem Schrank zusammenzubringen versuchte, gelang mir die Kreation eines Outfits, in das ich mich sofort verliebte und das ich in den folgenden Monaten ständig trug. Es war der schwarze Rock von H&M, dazu ein Designerjackett (die Stoffe waren kompatibel) und eine orangefarbene Bluse aus einem leicht schimmernden Stoff, die ich schon seit ein paar Jahren besaß. Den letzten Schliff gab eine Halskette, die ich schon vergessen hatte und die in dem offenen Blusenkragen einfach super aussah.

In genau diesem Outfit moderierte ich eines Abends in einem grell beleuchteten Saal ein Meeting von Imageberatern. An diesem Abend bekam ich eine Menge Komplimente. Ob ich Angst hatte aufzufliegen? O ja. Ob ich mein Geheimnis preisgegeben habe? O nein. Ich habe nur einer einzigen Frau erzählt, wo ich den Rock erstanden hatte – der Freundin, die mir den Tipp gegeben hatte ... und jetzt natürlich Ihnen.

Shoppen mit Kindern oder Wie man Schreikrämpfe vermeidet

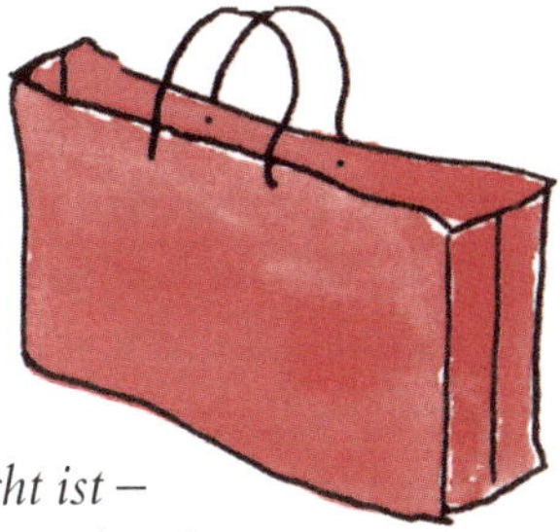

Bleiben Sie bei allen kleineren Geschmacksverirrungen gelassen, damit Sie wirksam Ihr Veto einlegen können, sobald Ihre Schmerzgrenze erreicht ist – etwa bei limonengrünen Daisy Dukes (Die kennen Sie nicht? Das sind superkurze Hot pants).

ICH KANN NICHT BEHAUPTEN, ich wäre nicht vorgewarnt gewesen. Mein Sohn war seit einer Woche an der Highschool. Er saß seit elf Stunden über seinen Schularbeiten und war noch immer nicht fertig. Ich hatte Mitleid mit ihm und ließ mich breitschlagen, seinen ersten Hausaufsatz abzutippen – Titel: »Ratschläge für Eltern«. Der dritte Absatz lautete: »Schenken Sie Ihren Kindern keine Kleidung, die Sie ausgesucht haben. Wenn Sie Ihrem Sohn ein Hemd mitbringen und er ein ehrlicher Typ ist, wird er Ihnen sagen, daß ihm das Hemd nicht gefällt, noch bevor Sie es aus der Tüte gepackt haben. Wenn er nicht so ehrlich ist, bedankt er sich, sagt ›Hübsch!‹, und läßt das Hemd unauffällig verschwinden. Das liegt daran, daß Kinder der Meinung sind, wenn ihre Mutter etwas ausgesucht hat, kann es nur scheußlich sein. Meistens haben sie damit recht.«

O Gott, dachte ich. Das klingt ja bitter. Wahrscheinlich liegt es am Alter. Aber ich hatte es längst wieder vergessen, als ich in der darauffolgenden Woche mit meinen beiden kleinen Töchtern shoppen ging. Ich packte sie ins Auto und fuhr zu Macy's, um ihnen Frühjahrsklamotten zu kaufen. Ich marschierte durch die Juniorabteilung und fand ein paar nette Sachen: Für Caitlin eine süße Siebenachtel-Hose aus Baumwolle, mit Tulpen und Gänseblümchen bedruckt, und für Erin eine niedliche weiße Bluse mit breitem Rüschenkragen. Wirklich entzückend. Dazu für beide ein paar Sommerkleider in Pfeffer-und-Salz-Optik. Mädchenkleider sind einfach zum Reinbeißen, dachte ich.

Ich brachte ihnen die Sachen in die Umkleidekabine. Ich hielt die Hose für meine Jüngste hoch. »Oh nein«, stöhnte Caitlin.

»Komm schon, die ist süß. Zieh Sie doch einfach mal an.«

Sie probierte die Hose an und sah hinreißend aus.

»Die ist scheußlich, Mom. Die werde ich bestimmt nie anziehen.«

Woher hat sie nur diese negative Einstellung, dachte ich, ihre erste Reaktion ist immer Verweigerung! Ich ließ sie einen Moment in Ruhe – sie würde sich schon wieder beruhigen – und wandte mich zu Erin. Ich nahm das Pfeffer-und-Salz-Kleid vom Bügel und gab es ihr.

»Na gut, ich probiere es an. Aber ich will es nicht haben. Es sieht plem-plem aus«, sagte sie.

»Plem-plem? Wie kann ein Kleid plem-plem sein, Schatz?« flötete ich.

Sie schlüpfte hinein. Meine Zuversicht wuchs. Ich sagte: »Schau doch mal. Ist das nicht süß? Ich finde es super!«

»Ich finde es Scheiße, Mom«, sagte sie.

Damit rannten die beiden aus der Anprobe hinaus und durchkämmten die Abteilung auf eigene Faust. Ich konnte inzwischen die verschmähten Kleider wieder auf die Bügel hängen. Als sie zurückkamen, hatten sie Overalls und gestreifte Strick-T-Shirts auf den Armen.

»Die könnt ihr vergessen«, brummte ich. »So was kaufe ich euch nicht.«

Aus unserer Meinungsverschiedenheit wurde im Nu ein handfester Krach – Kleider flogen durch die Luft, häßliche Worte fielen, so laut, daß man es noch in der nächsten Abteilung hören konnte, und dann kamen die Tränen. O Gott, und was für Tränen! Peinlich, peinlich. Ich stürmte aus der Anprobe, rannte die Rolltreppe hinunter, stürzte aus dem Haupteingang, flüchtete zum Auto, sprang hinein, verriegelte die Türen und schluchzte hemmungslos vor mich hin.

Als ich beim vierten Papiertaschentuch angelangt war, malte ich mir aus, wie sie ans Autofenster klopften und mich anflehten: »Du hast ja recht, Mami. Die Kleider sind wunderschön. Wir werden sie immer am gleichen Tag anziehen, dann sehen wir wie Zwillinge aus. Bitte komm zurück, Mami, bitte!«

Ich richtete meinen tränenverhangenen Blick nach draußen, aber da war niemand. Was haben sie bloß? Wissen sie nicht, daß ihre Mutter Modeberaterin ist? Es ist mein Job, für andere Leute Kleider auszusuchen, in denen sie wunderbar aussehen. Das mache ich seit Jahren.

Eine seltsame, leise Stimme fiel mir ins Wort.

Du bist also Modeberaterin. Vielleicht solltest du deine Kinder einfach genauso behandeln wie deine Kundinnen.

»Wie bitte? Es geht hier um mein Geld, nicht um das von jemand anderem. Und wofür ich mein Geld ausgebe, das kann ich ja wohl immer noch selber bestimmen. Das wäre ja noch schöner!« ereiferte ich mich.

Schön, dann kauf ihnen von deinem Geld Kleider, die ihnen nicht gefallen und die sie nicht anziehen werden. Vielleicht wäre es einfacher, wenn du dein Geld gleich hier und jetzt zum Fenster hinauswirfst? Nur zu, wirf es raus, jetzt sofort!

Während ich mir die Nase putzte, mußte ich an die hübschen

Kleider denken, die ich ihnen im letzten Jahr gekauft hatte – wirklich süße Sachen (in meinen Augen). Sie hatten sie nie getragen. Und dann fielen mir noch die karierten Shorts und die Dreiviertel-Tops ein (ebenfalls süß – in meinen Augen), die ich beim Staubsaugen unter ihren Betten hervorgezogen hatte.

Ich drehte den Rückspiegel herum und zog meinen Lippenstift nach. Dann kletterte ich aus dem Auto, schritt entschlossen zum Aufzug, stieg im zweiten Stock aus und ging zurück in die Juniorabteilung, um meinen beiden mittellosen Kundinnen bei der Auswahl einer Garderobe zur Seite zu stehen, die ihnen gefiel und die sie täglich tragen würden.

Ich sah schon von weitem, wie sie in ihren Overalls und Strick-T-Shirts vor dem Spiegel herumstolzierten. Auf in den Kampf, dachte ich. Das wäre doch gelacht; von diesen zwei Mäuschen lasse ich mich doch nicht kleinkriegen!

»Also, meine Süßen, hört mal zu«, sagte ich. »Wir fangen noch mal von vorn an. Heute kaufen wir für euch nur Sachen, die ihr wirklich *liebt*. Nichts Halbes, keine Kompromisse, sondern nur Volltreffer.«

»Du meinst, so wie ich Patrick liebe?« fragte Caitlin. Patrick ist unser einziges Haustier, eine Schlange.

»Ja, so wie Patrick. Wenn du diese Overalls genauso liebst wie Patrick, dann such dir drei passende Tops dazu aus. Man braucht immer mehr Tops als Hosen und Röcke – oder Overalls – im Schrank«, erklärte ich.

Sie sahen mich an, als hätte ich gesagt: »Los, ab auf die Couch und Schokolade futtern, soviel ihr könnt.« Sie warteten einen Augenblick ab, als hätten sie Angst, daß ich sie nur austricksen wollte. Dann sprangen sie los in Richtung T-Shirt-Ständer. Ich trat in eine der Umkleidekabinen und machte Atemübungen.

Als sie mit ihrer Beute zurückkamen, fuhr ich in meiner Beratung fort: »Schau mal, der Gürtel an diesem Overall taugt nichts.

Such dir einen besseren. Kleiner Tipp: Such dir einen, der den gleichen Farbton wie deine Haare hat. Schuhe und Gürtel halten jedes Outfit zusammen. Wenn wir beides in deiner Haarfarbe finden, brauchst du nicht so viele Schuhe.«

Langsam kam ich in Fahrt – ich hörte ihnen zu, versuchte herauszufinden, was ihnen gefiel, hielt mit meiner Meinung hinter dem Berg (meistens jedenfalls) und dirigierte sie behutsam in die richtige Richtung. Wir hörten erst auf, als wir die passenden Schuhe, Socken und Haarspangen hatten, die ihre neuen Outfits perfekt machten.

Innerhalb von zwei Stunden legte ich nur zweimal ein Veto ein – gegen die neongelben Radlerhosen und gegen eine Jeans im Punkerlook, die mehr Löcher als Stoff hatte. Mit dem Rest konnte ich leben. Keine von beiden machte einen Aufstand. Ich hatte gewonnen, indem ich die ganze Zeit ruhig blieb.

Kaum waren wir zu Hause, legten die Mädchen eine CD von Prince auf, rissen die Etiketten aus ihren neuen Klamotten, zitierten ihren großen Bruder ins Wohnzimmer und führten für ihn eine Exklusiv-Modenschau auf. Obwohl sie am nächsten Tag Schule hatten, blieben sie bis halb elf Uhr auf, um alles zu waschen, zu trocknen, zu bügeln und ihre Schubladen neu zu sortieren.

Eine Woche verging. Jeden Morgen stolzierten sie in ihren neuen Sachen aus der Tür. Sie entdeckten immer neue Kombinationen, nur ein Accessoire blieb stets das gleiche: das breite Lächeln. Unter ihren Matratzen fand ich nie wieder ein einziges Kleidungsstück, nur Bonbonpapiere.

Therapiekosten **überflüssig** machen

Jahre später bat ich meine Kinder, für mich eine kleine Übung zu machen. Ich gab jedem von ihnen ein Blatt Papier mit der Überschrift: »Dinge, die ich mit meiner Mutter gern mache«. Ich sagte mir, daß sie vielleicht im Erwachsenenalter eine Menge

Therapiekosten sparen könnten, wenn sie sich daran erinnerten, daß sie als Kinder mit ihrer Mutter manchmal einen Heidenspaß gehabt hatten. Ganz oben auf jedem der drei Blätter stand (ohne daß sie voneinander abgeschrieben hätten): »Klamotten kaufen«.

Ich bin der festen Überzeugung, daß in dieser Geschichte eine Lektion steckt, mit der man die großen Konflikte der Welt lösen könnte – irgendein genial einfaches Prinzip. Ich bin mir nur noch nicht genau darüber klar, wie es lautet. Während ich darüber grüble und schon mal die Telefonnummer der UNO heraussuche, erlaube ich Ihnen, meine Tricks zu übernehmen und beim Shoppen mit Ihren eigenen Kindern anzuwenden, zum Vorteil aller Beteiligten. Der Grundgedanke ist einfach. Kaufen Sie nur Kleider, die Ihre Kinder lieben. Nichts Halbes, keine Kompromisse, nur Volltreffer. Ihre Kinder kennen den Unterschied, glauben Sie mir. Wenn ihnen bei einem Kleidungsstück die Farbe gefällt, aber der Stoff nicht, bleibt es im Geschäft.

Wenn Kinder für ihre Auswahl Verantwortung übernehmen, entwickeln sie Selbstbewußtsein und lernen, ihrem Gefühl zu vertrauen.

Wenn Sie Ihren Sprößlingen nur Kleider kaufen, die sie lieben, sparen Sie Geld. Das ist die neue Mathematik. Wenn die Jeansjacke für 45 Euro, die Ihr Sohn sich selber ausgesucht hat, fünfundvierzigmal getragen wird, belaufen sich die Kosten für ein einmaliges Tragen auf einen Euro. Wenn Ihre Tochter das niedliche Pfeffer-und-Salz-Kleid für 45 Euro nur ein einziges Mal in der Umkleidekabine anzieht, um Ihnen einen Gefallen zu tun, und es dann im hintersten Winkel ihres Schranks versteckt, kostet Sie dieses Kleid für das einmalige kurze Tragen 45 Euro. Überschlagen Sie doch einmal spaßeshalber, wieviel Geld Sie schon für Kleidung verpulvert haben, die Sie Ihren Kindern ausgesucht haben und die dann ungetragen im Schrank verstaubt ist. Plötzlich sieht die Rechnung ganz anders aus, stimmt's? Plötzlich erscheint es Ihnen ausgesprochen vernünftig, nicht Ihren eigenen Willen durchzusetzen, habe ich recht?

Bleiben Sie bei allen kleineren Geschmacksverirrungen gelassen, damit Sie wirksam Ihr Veto einlegen können, sobald Ihre Schmerzgrenze erreicht ist. Der genial einfache Trick lautet folgendermaßen: Sie haben ein Vetorecht, aber Sie müssen es sparsam einsetzen. Denken Sie immer daran, daß noch viel größere Schlachten zu schlagen sein werden – türkise Haare, auswärtige Konzerte, Zungenpiercing. Im Vergleich dazu wirken braune UPS-Hosen doch ganz charmant, oder?

Der Modeplaner für Clevere

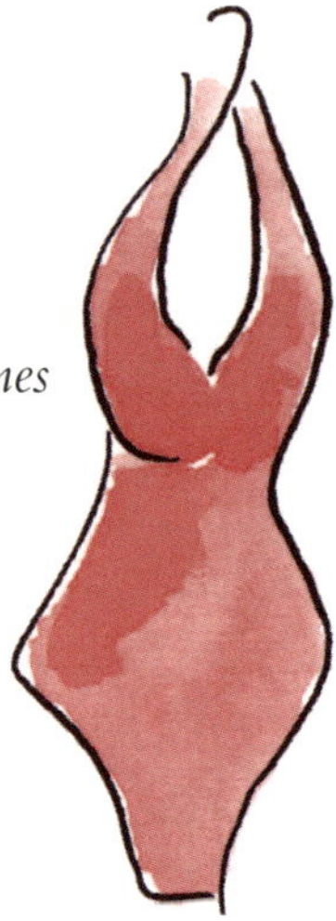

Auf dem Modemarkt herrscht ein seltsames Gesetz: Wenn Sie erst dann in die Geschäfte gehen, wenn Sie etwas brauchen, kommen Sie in der Regel zu spät.

Ich bitte um Ihre Handzeichen. Wie vielen von Ihnen ist es schon passiert, daß Sie Mitte Januar ins Kaufhaus gehastet sind, weil Sie gemerkt haben, daß es draußen plötzlich friert und Sie dringend ein paar lange Unterhosen, Wollsocken und einen Kaschmirschal brauchen? Und dann kam der große Frust. Es gab nichts als Badeanzüge, dünne Baumwollsöckchen in Limonengrün und Knallorange und seidene Halstüchlein, die mit Zitronenscheiben bedruckt waren. Oder ein anderes Szenario: Sie sind zu einem Sommerfest eingeladen, das Anfang August steigen soll. Drei Tage vor dem Termin fällt Ihnen auf, daß Ihr Badeanzug nicht mehr vorzeigbar ist. Sie hetzen los, um sich einen neuen zu kaufen, aber statt Bademoden finden Sie in den Geschäften nur Wollröcke und langärmelige Pullover.

Gewöhnen Sie sich an, eine Saison im voraus zu denken. Es ist vergleichbar mit Gartenarbeit – wer im Frühjahr Narzissen haben will, muß im Winter die Zwiebeln einsetzen.

Ich weiß: Darüber haben Sie sich schon oft geärgert. Was für eine Zumutung, denken Sie, Ihnen einen Zeitplan vorzuschreiben, der quer zum Kalenderjahr verläuft! Ich kann Ihnen nur raten: Richten Sie sich trotzdem danach – zu Ihrem eigenen Vorteil!

Im Vertrauen gesagt, mir gefällt das auch nicht. Ich bin genauso rebellisch wie Sie. Wenn ich Anfang Juli spazierengehe und in den Nachbarsgärten die Gladiolen blühen sehe, kann ich mir einfach nicht vorstellen, daß das sonnige Wetter und die angenehmen 25 Grad jemals vorbei sein sollten. Aber nachdem es mir mehrere Jahre hintereinander passiert ist, daß ich im August, wenn das Thermometer auf 36 Grad stieg und die Luftfeuchtigkeit 98 Prozent erreichte, die Läden vergeblich nach einem hübschen Badeanzug abgeklappert habe, bin ich schlauer geworden. Nach Badeanzügen suche ich zu dieser Jahreszeit nicht mehr. Aber nach Wollsocken. Ich kenne den Modekalender. Im September beginnt bei mir die Jagdsaison für Wollsocken.

Als Grobschema können Sie sich folgendes merken: Nach Herbstmode sollten Sie sich umsehen, wenn Ihre Sonnenbräune am intensivsten ist (im August). Festliche Garderobe für die Weihnachtsfeiertage kaufen Sie am günstigsten, wenn das Münchner Oktoberfest abgebaut wird. Über Ihre Frühjahrsgarderobe sollten Sie sich Gedanken machen, nachdem Sie Ihre Neujahrsvorsätze gefaßt haben. Und die reichste Auswahl an Sommermode finden Sie, wenn das Aprilwetter seine Kapriolen schlägt. Das Prinzip ist ganz einfach: Das Modejahr ist dem Kalenderjahr immer ein Stück voraus – nicht um Sie zu ärgern, sondern um Ihnen beim Planen zu helfen!

Kopieren Sie sich den folgenden Modeplaner (Sie haben meine Erlaubnis), kleben Sie ihn an die Innenseite Ihrer Schranktür, und werfen Sie immer mal wieder einen Blick darauf. Er hält Sie darüber auf dem laufenden, in welchem Monat

Sie mit welchem Angebot in den Geschäften rechnen können. Arbeiten Sie mit dem Modeplaner für Clevere, dann werden Sie im nächsten Januar zu denen gehören, die topaktuell gekleidet und warm eingepackt sind, während die anderen frieren oder ihre Nasen hinter den Schals vom letzten Jahr verstecken.

Januar

Im Januar räumen die Geschäfte ihre Lagerbestände, um am Monatsende Inventur zu machen. Die Wintermode verschwindet aus den Regalen, und die erste Frühjahrsware taucht auf, zunächst bei den Accessoires – gehäkelte Handtaschen in fröhlichen, fruchtigen Farben, bunte Sommerschuhe mit witzigen Details, Strumpfhosen in den neuen Farben und Mustern der Saison. Wenn Sie schon lange von einem Kaschmirmantel träumen, ist jetzt die beste Zeit, ihn zu kaufen. Er könnte um dreißig bis sechzig Prozent herabgesetzt sein.

Februar/ März

Die ersten Lieferungen der Frühjahrs- und Sommersaison treffen ein, sowohl in der Freizeit- als auch in der Businessmode. Die Stoffe sind noch auf die Übergangszeit abgestimmt – Baumwolle, Leinen, Seide, Kunstseide und Polyester in leichteren Qualitäten werden angeboten. Die Farbenpalette wird heller und bunter, neutrale Töne wie Camel und Khaki tauchen auf, aber auch klare, bunte Farben wie Koralle, Türkis oder Wassermelone. Stile und Schnitte werden zunehmend verspielter. Wenn Sie durch die Geschäfte streifen, denken Sie unwillkürlich an heiße Sommertage, an Wasserballschlachten und Besuche in der Eisdiele. Zu dieser Jahreszeit kann es eine Herausforderung sein, eine Businessgarderobe zusammenzustellen, weil alles ruft »Komm, spiel mit mir!« Je früher Sie losziehen, desto breiter wird die Auswahl sein, die Sie vorfinden. Die beste Zeit für

Frühjahrsmode ist im Februar – Mitte März könnte das Angebot schon merklich ausgedünnt sein.

April/ Mai

Ende März, Anfang April herrscht in den Geschäften Hochsommer. Wenn Sie ärmellose Kleider in leichten Qualitäten, Spaghettiträger-Tops und Bademoden suchen, kommen Sie jetzt zur rechten Zeit. Falls Sie noch etwas für die kühleren Frühlingstage brauchen, sollten Sie gleich zu den Wühltischen und zu den Ständern mit den Sonderangeboten gehen – Sie werden nur noch Restposten finden. Wenn in Ihrer Sommergarderobe noch das eine oder andere I-Tüpfelchen fehlt, lohnt es sich, im Mai noch einmal loszuziehen. Viele Hersteller schieben noch eine Zwischenkollektion nach, sobald sich gezeigt hat, welche Modelle den größten Anklang beim Publikum finden. Die letzten Lieferungen mit Sommerware treffen Ende Mai ein. Dann werden die Stoffe allmählich wieder dicker – Sie finden Kleider, mit denen Sie bis in den frühen Herbst kommen. Auch die Farben deuten wieder auf die Übergangszeit, man sieht wieder häufiger Dunkelblau. Maritime Mode und Segelpullis haben jetzt Hochkonjunktur.

Juni/ Juli

In diesen Monaten wollen die Geschäfte Ihre Lager räumen, um Platz für die kommende Herbst- und Winterkollektion zu schaffen. Falls Sie jetzt erst merken, daß das Wetter warm bleibt und sich ein langer, heißer Sommer ankündigt, müssen Sie sich sputen. Machen Sie sich auf alles gefaßt – entweder Sie werden entzückt sein, daß hauchdünne Sommerkleidchen und Bikinis bereits drastisch herabgesetzt sind, oder Sie werden enttäuscht sein, weil die Sachen, die Ihnen gefallen, leider nicht mehr in Ihrer Größe vorhanden sind. Die Verkäuferin, die Ihnen noch vor zwei Monaten gern den Gefallen getan hätte, in einer anderen

Filiale nachzufragen, ob eine bestimmte Bluse dort noch in Ihrer Größe da sei, wird Sie jetzt auslachen. Sie weiß, daß es keinen Zweck hätte – Ihre Bluse ist auch dort längst verkauft. Machen Sie keinen Aufstand. Sie sind zu spät dran.

August

Wenn es draußen am heißesten ist, versuchen die Kaufhäuser Sie allmählich aus Ihrer süßen Träumerei im Margaritaschwips am Swimmingpool aufzuwecken und auf kühlere Tage einzustimmen. In ganzseitigen Anzeigen wird Ihnen die erste Herbstmode präsentiert. Man versucht Sie wieder auf den Geschmack für Wolle zu bringen. Sehen Sie sich die Anzeigen an, es könnten besonders preiswerte Angebote dabeisein. Manche Hersteller machen einen Testlauf, um herauszubekommen, welche herbstlichen Modelle bei der Kundschaft besonders gut ankommen. Leichte Strickqualitäten und feine Wollstoffe tauchen auf, die Sie bis in den Herbst hinein tragen können. Accessoires erscheinen wieder in dunkleren Farben und robusteren Materialien – Handtaschen aus Leder und Wildleder kommen wieder, ebenso Lederhandschuhe. Der August ist ein guter Monat, um eine schöne Lederjacke zu ergattern.

September

Egal, wie das Wetter ist – Sommerkleidung gibt es nicht mehr. Der September ist der Monat mit der breitesten Auswahl an Herbstmode. Sie finden langärmlige Rollkragenpullover, dünn gestricktes Mohair, Lambswool, gestrickte Seide. Strumpfhosen haben die aktuellen Farben der Herbstsaison. Glauben Sie mir: Auch wenn der erste Schultag nach den Sommerferien der heißeste Tag des Jahres sein sollte – die Temperaturen werden fallen, es wird bald kalt genug sein, um diese Sachen zu tragen. Stürzen Sie sich ins Vergnügen, denn jetzt haben Sie eine erstklassige Auswahl.

Oktober

Die Wintermode ist da – es gibt dicke Pullover, es gibt Tuniken, Röcke und Hosen aus Merinowolle, es gibt Samt und Kaschmir. Rollkragenpullover sind wieder aus Wolle. Sie bekommen warme Unterwäsche und Flanellsachen. Das ganze Spektrum an Skimode ist erhältlich – warme Jogginganzüge, Norwegerpullis, Fleecewesten. Sie finden festliche Garderobe in reicher Auswahl – falls Sie sich für eine Reihe von Weihnachtsparties einkleiden wollen, sollten Sie sich jetzt umsehen. Für alles, was Sie im Winter brauchen, ist der Oktober der beste Einkaufsmonat.

November/ Dezember

Anfang, Mitte November kommt die Weihnachtsware in die Geschäfte. »Schenken und sich selbst beschenken« – dieses Motto bestimmt das Angebot. Ein Touch von Luxus weht durch die Kaufhäuser, als wäre alles in Geschenkpapier verpackt. Jetzt finden Sie eine Jeansjacke mit Zobelfütterung, einen edlen Kaschmirpulli oder eine nobel bestickte Hose. Ende November kommt noch einmal eine Lieferung festliche Garderobe in die Läden – allerletzte Gelegenheit, sich noch etwas für die Silvesterparty zu kaufen. Der November ist auch ein guter Monat, um sich eine Grundausstattung fürs Büro zusammenzustellen. Aber warten Sie mit alldem nicht zu lange, die Vorweihnachtszeit ist eine besonders kurze und hektische Shoppingperiode! Unmittelbar nach den Feiertagen fallen die Preise, aber Sie dürfen keine große Auswahl mehr erwarten.

Verehrte Kundinnen und Kunden –
bitte beachten Sie
unsere aktuellen Angebote …

Zu guter Letzt möchte ich Ihnen zur Ergänzung des Modeplaners noch ein paar Shopping-Tipps für Clevere mit auf den Weg geben:

1. Gewöhnen Sie sich an, rechtzeitig loszuziehen – die breiteste Auswahl an Größen und Stilen finden Sie jeweils zu Saisonbeginn.
2. Wenn Sie zu spät dran sind – die Narzissen blühen schon, aber Sie haben noch keine aktuelle Frühjahrsgarderobe –, suchen Sie in Outlet Stores nach günstigen Fabrikverkäufen. Outlet Stores bieten gegen Ende der Modesaison Designerware zu stark herabgesetzten Preisen, während in den Boutiquen und Kaufhäusern schon die nächste Saison Einzug gehalten hat.
3. Wenn Sie zu einem Outfit die passenden Strümpfe kaufen – Feinstrumpfhosen, blickdichte Strumpfhosen, Hosensocken, egal was –, nehmen Sie UNBEDINGT gleich mehrere Paare. Der passende Strumpf ist das I-Tüpfelchen, das einem Outfit den letzten Schliff gibt. Ohne ihn kann das ganze Outfit schal wirken. Greifen Sie sofort zu, kaufen Sie auf Vorrat.
4. In welche Saison ein Kleidungsstück gehört, ist durch das Material und das Gewicht des Stoffes definiert, nicht durch die Farbe. Ein kräftiges Rosa finden Sie bei einer sommerlichen Seidenbluse genauso wie bei einem winterlichen Stricktop. Herbstfarben trägt man heute nicht mehr ausschließlich im Herbst. Eine Leinenhose in Espressobraun sollten Sie ungeachtet der dunklen Farbe im September oder Oktober wegpacken. Leinen ist kein Stoff für den Winter – es sei denn, Sie verbringen die kalten Monate im sonnigen Süden.
5. Wenn Sie etwas finden, das Ihnen gefällt, aber Sie wollen es sich aus irgendeinem Grund noch einmal überlegen, lassen Sie sich mit dem Überlegen nicht länger als drei Tage Zeit. Wenn Sie zwei Wochen nachdenken, könnte das gute Stück weg sein. Manche modischen Kleidungsstücke gehen weg »wie die warmen Semmeln«.

So, und nun viel Spaß
beim cleveren Shoppen!

Legenden, mit denen Sie aufräumen sollten

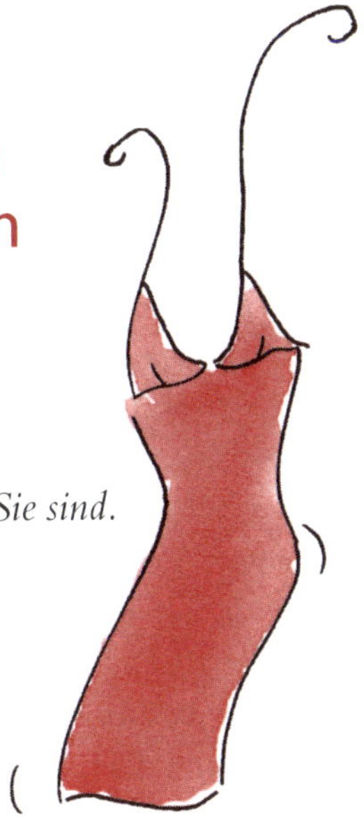

Merke: Es tut gut, gut auszusehen – und es wird immer guttun, egal wie alt Sie sind.

GUT, KOMMEN WIR ZUR LETZTEN LEKTION. In Ihrem hübschen Kopf schwirren ein paar Vorstellungen herum, die dort nichts zu suchen haben. Höchste Zeit, daß wir das Fusselsieb Ihres Gehirns von allerhand Mythen reinigen, die sich darin angesammelt haben. Pulen wir sie heraus, und werfen wir sie weg. Was Ihre Mutter gesagt hat oder was Sie in der *Vogue* gelesen haben, ist mir egal. Das war gestern, und gestern ist vorbei.

Jede Frau braucht ein kleines Schwarzes. Unsinn. Manchen Frauen steht Schwarz nun mal nicht. Sie sehen in schwarzen Sachen wie Gespenster aus. Streichen Sie diesen Merksatz aus Ihrem Gedächtnis. Er gehört zur gleichen Kategorie unsinniger Verallgemeinerungen wie die Sätze »Jede Frau muß Kinder kriegen« oder »Jede Frau muß heiraten« oder »Jede Frau muß Unterwäsche tragen«. Es gibt nun mal Frauen, die nicht geschaffen sind für Kinder, die Ehe oder Unterwäsche. Na gut, für Unterwäsche sind vielleicht mehr Frauen geschaffen als für Ehe und

Kinder. Worauf ich hinaus will: Lassen Sie sich von niemandem solche Vorschriften machen. Es gibt jede Menge Alternativen. Angenommen, das kleine Schwarze steht stellvertretend für ein angemessenes Outfit zu einem eleganten Abend – dann können Sie jede andere elegante Farbe genauso tragen. Ihr Outfit sollte dunkel sein und etwas Glänzendes haben, dann erfüllt es den gleichen Zweck wie ein schwarzes Kleid. Sehen Sie sich nach dunklen Tönen um, die nah am Schwarz liegen, etwa Schwarzbraun oder Schwarzgrün. Oder gehen Sie in Richtung Mitternachtsblau oder Anthrazit. Aber auch helle Farben können große Eleganz ausstrahlen – etwa Taubenblau, Elfenbein oder Taupe –, wenn das Material glänzt oder schimmert. Ebenso elegant sind alle Metallictöne, also Kupfer, Bronze, Silber, Gold.

Schwarz könnte Sie älter wirken lassen, als Sie sind, weil es erste Fältchen oder Augenringe unterstreicht und Schatten betont. Wenn Sie Schwarz tragen wollen, obwohl es zu Ihrem Teint nicht besonders freundlich ist, sollten Sie soviel nackte Haut wie möglich zeigen. Ein weit ausgeschnittenes Dekolleté lenkt von dem harten Kontrast ab. Auch bunter Schmuck kann eine attraktive Blickbarriere bilden.

»Der Look ist out.« Egal, ob es um Cargohosen, Bauerntuniken, Trompetenhosen oder den Punkerlook geht – nichts ist ein für allemal out, alles kommt wieder! Sogar die scheußlichsten Sachen. Verlassen Sie sich darauf. Wenn Sie einen Trend schon einmal erlebt haben, begrüßen Sie seine Wiederkehr vielleicht mit einem Gähnen. »O nein, nicht schon wieder! Das hat mir schon damals nicht gefallen!« Ich sage Ihnen, wie Sie damit umgehen können. Erstens haben Sie die Wahl. Lassen Sie den Trend links liegen, wenn Sie wollen. Aber das Aufgreifen von Trends läßt Sie frisch und jugendlich wirken, also denken Sie einen Moment lang nach, bevor Sie ihn in Bausch und Bogen verdammen. Vielleicht können Sie die Wiederkehr der Discoqueen aus den

Siebzigern in abgemilderter Form aufgreifen, anstatt sie gleich vom Scheitel bis zur Sohle zu feiern. Tragen Sie zu einem gemäßigt trendigen Outfit einen poppigen Schal mit einem Siebziger-Muster, oder beschränken Sie den Retrolook auf eine witzige Handtasche. Vielleicht haben Sie auch Lust auf Plateauschuhe und finden ein Paar mit einer nicht ganz so dicken Sohle. Es müssen ja nicht gleich zehn Zentimeter sein, fünf tun es auch, und schon sind Sie topaktuell.

»Der Look kommt bestimmt wieder. Ich werde die Sachen aufheben.« Sie haben recht, alles kommt wieder – wie gesagt, auch Cargohosen, Bauerntuniken, Trompetenhosen und der Punkerlook. Aber nichts kommt als Kopie wieder, das Neue hat immer einen anderen Dreh oder taucht in aktuelleren, hochwertigeren Materialien auf. Relikte aus einem anderen Jahrzehnt sehen immer wie Relikte aus. Bei Teenagern kann so etwas charmant wirken. Bei einer Frau über Vierzig sehen solche Sachen alt aus – und lassen die Trägerin selbst alt aussehen.

Wenn man ein paar Pfunde auf den Rippen hat, soll man dunkle Farben tragen – das macht schlanker. Falsch. Tragen Sie Hellrosa, Mandarine, Gelb, tragen Sie alles, was Sie wollen. Bei fülligeren Frauen können buntere, knallige Sachen sogar besonders gut aussehen, wenn sie mit Bedacht gewählt sind, weil sie die Statur für ein knalliges Statement haben. Das gleiche gilt für große Muster. Verzichten Sie nicht auf starke Prints, nur weil Sie denken, das macht dick. Im Gegenteil: Kleiden Sie eine barocke Figur in einen Stoff mit zierlichen Blümchen, und es sieht womöglich lächerlich aus – wie eine erwachsene Frau in Kindersachen. Starke Frauen brauchen starke Muster. Mit einer Ausnahme: Wenn Ihr Gesicht eher klein und fein ist, wählen Sie ein etwas kleineres Muster, also statt dem Sonnenblumen-Print vielleicht etwas im Format von Margeriten.

Querstreifen machen dick. Wahrscheinlich sind Sie mir bis

hierher gefolgt, weil ich Ihnen nichts als Wahrheiten gesagt habe, aber über diesen hartnäckigen Mythos werden Sie mit mir Streit anfangen wollen. Deshalb erzähle ich Ihnen zum Beweis eine Geschichte. Ich suchte mit einer Kundin nach der passenden Kleidung für einen Segeltörn auf ihrer Achtzehn-Meter-Yacht. Wir hielten nach legeren Dingen Ausschau, und ich fand ein dunkelblau-weiß gestreiftes T-Shirt aus Baumwollstretch. Quer gestreift, wohlgemerkt. Ich hielt es ihr an, und Laurie zog eine Grimasse. Sie war mißtrauisch gegen Querstreifen, und ich schüttelte innerlich den Kopf darüber, welche Macht dieser Mythos über uns hat – als gäbe es diese Vorschrift seit der Steinzeit, als wäre sie genetisch einprogrammiert, unabhängig von der Kultur und dem Jahrtausend, in das eine Frau hineingeboren ist. Ich sagte fröhlich: »Ach, lassen Sie es uns trotzdem probieren.« Was soll ich Ihnen sagen? Es war phänomenal. Laurie trägt BH-Größe 90 DD. Sie hat einen großen Busen, auf den sie normalerweise ungern die Aufmerksamkeit zieht. Sie hätte mir also mit Leichtigkeit die Allerweltsweisheit von den Querstreifen entgegenhalten und das T-Shirt ablehnen können. Aber da sie auch ein abenteuerlustiges Naturell hat und das T-Shirt genau die richtige Größe besaß, war sie begeistert. Die Streifen auf dem T-Shirt waren schmal, also eleganter als ein breiter Streifen. Die Größe stimmte, über der Brust spannte nichts, das T-Shirt schmiegte sich locker an ihren Oberkörper. Es war perfekt. Also, bitte: Keine Hemmungen bei Querstreifen!

Große Frauen müssen flache Schuhe tragen. Linda ist eins achtundsiebzig groß. Als junges Mädchen schämte sie sich ihrer Größe und versuchte sich immer kleiner zu machen. Neulich bekam sie Besuch von ihrer Nichte und ging mit ihr shoppen. Ihre Nichte ist einsdreiundsiebzig groß und hat bereits als Model gearbeitet. Sie käme nicht im Traum auf den Gedanken, sich für ihre Größe zu schämen. Die beiden gingen Schuhe kaufen.

»Linda, schau, die mußt du haben«, sagte die Nichte und zeigte ihr ein Paar Pumps mit Zehn-Zentimeter-Absatz und einem Riemchen über dem Spann. Linda probierte sie an. Sie saßen wie angegossen und sahen umwerfend aus. Linda kam ins Grübeln: Sie war groß und würde ihr Leben lang groß bleiben – also höchste Zeit, damit Frieden zu schließen! Der Kauf dieser Riemchenpumps, mit denen sie sich noch größer machte, war für sie ein Durchbruch. »Wenn ich diese Schuhe trage, ernte ich jede Menge Blicke. Aber es stört mich nicht. Ich bin nun mal groß. So hat Gott mich geschaffen. Also mache ich aus der Not eine Tugend und zeige, daß ich groß bin. Langsam bin ich richtig stolz darauf und fange an, die Blicke zu genießen.« Egal, ob Sie groß oder dick, klein oder rund oder eckig sind – machen Sie aus der Not eine Tugend, seien Sie stolz darauf! Am anderen Ende des Saales gibt es garantiert irgendeine Frau, die Sie genau darum beneidet!

Wenn man runde Hüften hat, kann man keine Stricksachen tragen. Solche Aussagen höre ich von meinen Kundinnen ständig: »Strick ist nichts für mich. Sehen Sie sich meine Hüften an! Dann sehe ich ja noch dicker aus!« Falsch. Sie müssen lediglich Stricksachen finden, die gut sitzen. Aber dafür gibt es kräftigen Strick, Strick mit Substanz, der Ihre Figur nachzeichnet, ohne an ihr zu kleben. Zeigen Sie Ihre Kurven! Wenn Sie anfangs noch schüchtern sind, legen Sie sich einen Schal um und lassen Sie ein Ende lang über den Rücken hinunterhängen, oder tragen Sie einen langen Blazer oder einen Cardigan aus dem gleichen Strick. Genaugenommen ist Strick für rundere Formen sogar ein besonders talentiertes Material, weil er sich so freundlich anschmiegt – weil er eine Kurve macht, wo Sie eine Kurve haben, und gerade liegt, wo Sie gerade sind.

Stil kann man nicht »lernen«,
entweder man hat ihn oder man hat ihn nicht.

Ich möchte Ihnen Persia vorstellen. Jeder fragt sie nach ihrem Namen. Und jeder bekommt dieselbe schnippische Antwort: »Mein Gott, es ist eben ein Name, basta.« Da ich sie schon ein Weilchen kenne, weiß ich, daß sie als Debbie Jo in Memphis geboren wurde. Bevor ich sie als Mitarbeiterin engagierte, bin ich ihr in allen möglichen Zusammenhängen begegnet und war jedesmal angetan von ihrem großartigen Stil. Von ihren Freundinnen wird sie hochgeschätzt, weil sie in Sachen Mode eine absolute Trendsetterin ist.

Persias phantastischer Stil ist nicht angeboren. Sie hat sich dafür entschieden. Ein Schlüsselerlebnis war für sie die Teilnahme an einem von der Zeitschrift *Seventeen Magazine* gesponserten Workshop in den Sommerferien vor der siebten Klasse. Persia erzählt: »Man bekam einen Kommentar über das eigene Outfit, und dann wurde man neu eingekleidet und fotografiert. Mir wurde damals zwar klar, daß ich bestimmt nie eine Modelkarriere machen würde, aber was mich faszinierte, war die Möglichkeit, mein Aussehen durch Kleider völlig zu verändern. Zur gleichen Zeit brachte meine Mutter mir Nähen bei. Sie zweigte einen Dollar oder zwei von ihrem Haushaltsgeld für mich ab. Davon kaufte ich mir einen Meter Stoff, einen Reißverschluß und passendes Nähgarn, und dann habe ich mir einen Rock geschneidert – einmal pro Woche, wenn ich konnte.«

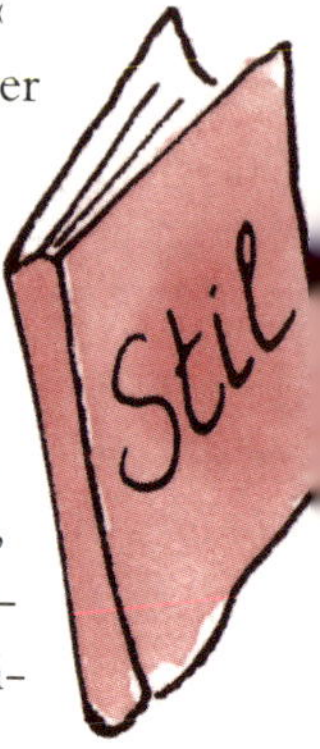

Bis dahin hatte Persia die abgelegten Kleider ihrer Cousine aufgetragen. Von ihren Eltern hatte sie nie den Rückhalt, den andere Kinder bekommen – mit der Folge, daß ihr Selbstbewußtsein wenig ausgeprägt war. Sie sagt: »Ich war wahnsinnig unsicher. Meine Eltern haben mich entweder völlig ignoriert oder in fürchterliche Dramen verwickelt, von denen ich heute weiß, daß sie für Alkoholikerfamilien typisch sind. Die Entdeckung meiner Leidenschaft für Kleider war für mich ein Weg, mich aus dieser tristen Welt herauszukämpfen. Wenn ich schöne Kleider anhatte, fühlte ich mich hübsch und stark und wichtig. Dann konnten meine Eltern mich ruhig ignorieren – bei meinen Freunden und Freundinnen bekam ich Aufmerksamkeit.«

Das Markanteste an Persias Stil ist ihre Leidenschaft für Farben. Ihre Kleidung ist meist einfarbig und klassisch geschnitten. Sie sagt: »Ich bin für das Pure, Schlichte. Ich mag keinen Schnickschnack, keine glänzenden Stoffe. Am liebsten sind mir klassische Schnitte, aber ich möchte auch nicht wie eine Konservative aussehen. Deshalb muß bei mir jedes Outfit einen Touch ins Ausgeflippte haben.« Lassen Sie mich das erläutern. Persia meint nicht »ausgeflippt« im Sinne von chaotisch oder punkig, sie meint eher so etwas wie originell, aus dem Rahmen fallend.

Persia liebt farbige Schuhe. Sie ist ständig auf der Jagd nach Accessoires – Gürtel, Tücher, Sonnenbrillen, Taschen, Schuhe, Armbanduhren –, weil sie weiß, daß das ihrer klassischen Garderobe den gewissen Pepp, die persönliche Note gibt. Ein einfarbiges Outfit kontrastiert sie mit einer Handtasche in einer verblüffenden Farbe. Zum Beispiel besitzt sie eine Ledertasche in Apfelgrün.

Was ursprünglich eine Überlebensstrategie in einer Problemfamilie war, ist für Persia zum persönlichen Markenzeichen geworden, mit dem sie anderen und sich selber Freude macht. Es hat ihr Leben verändert und vermutlich den Grundstein für ihren späteren Beruf gelegt: Sie ist jetzt Visagistin. In ihrer Geschichte steckt eine Lektion für uns alle: Es tut gut, gut auszusehen – und es wird immer guttun, egal wie alt Sie sind. Wenn Sie sich selber gefallen, strahlen Sie das auch aus, und Ihr Anblick wird Ihre Mitmenschen erfreuen. Es hebt ihre Laune, macht Spaß und stimmt sie glücklich. Und umgekehrt bekommen Sie das gute Gefühl wieder zurück und fühlen sich selber erfrischt, aufgetankt und zufrieden. Sie müssen nicht mit Stil geboren sein, Sie können sich für ihn entscheiden. Entscheiden Sie sich jetzt – egal ob Sie siebzehn oder siebenundachtzig Jahre alt sind.

Verkäuferinnen wollen immer nur das eine: Verkaufen. Falsch. Eine gute Verkäuferin weiß, daß Ihr Vertrauen mehr wert ist als Ihre einmalige Ausgabe für ein schlecht sitzendes Kostüm – weil es dafür sorgt, daß Sie wiederkommen. Lassen Sie die phantastische Ressource nicht ungenutzt, die eine gute Verkäuferin für Sie darstellen kann. Eine Fachverkäuferin ist, wie der Name schon sagt, eine Spezialistin ihres Fachs. Sie hat Erfahrung, sie kennt ihre Ware, sie hat zusammen mit der neuesten Lieferung ein Briefing bekommen; sie weiß, was sie in den Regalen hat, sie besitzt einen geschulten Blick und kann Ihnen das richtige Material, den richtigen Schnitt, die richtige Rocklänge empfehlen – eine gute Verkäuferin kann eine Anwältin für Sie und Ihre Kleidung sein. Wenn Sie die Gewohnheit haben, alles von Ihrem Mann absegnen zu lassen, weil Sie sich auf sein Urteil blind verlassen können, fragen Sie die Verkäuferin, ob Sie das betreffende Stück probeweise mit nach Hause nehmen können. Sie wird meist ja sagen. Wenn Sie in Ihrer Wohngegend nicht viele Einkaufsmöglichkeiten zur Auswahl haben, bitten Sie eine Verkäuferin an dem Ort, an dem Sie immer Urlaub machen, Ihnen jede Saison ein Carepaket zu schicken. Kurzum: Die Beziehung zu einer Verkäuferin, die Sie »kennt«, kann von unschätzbarem Wert sein. Sie weiß, was Sie in der letzten Saison gekauft haben und welche Schnitte Sie bevorzugen. Sie denkt bereits beim Eintreffen neuer Ware an Sie und empfängt Sie schon mit Ideen und Vorschlägen, sobald Sie kommen. Pflegen Sie diese Beziehung. Eine Verkäuferin, zu der Sie Vertrauen haben, kann für Sie Unmögliches möglich machen.

Seien Sie fair. Wenn Sie sich »nur umsehen« wollen, sagen Sie es von vornherein offen. Machen Sie keinen Hehl daraus. Halten

Sie die Verkäuferin nicht unnötig auf, wenn sie sich in der gleichen Zeit um eine Kundin mit ernsten Kaufabsichten kümmern könnte.

Ich finde keine Hosen, die mir passen. Jede Frau denkt, sie hätte eine so einzigartige Problemfigur, daß ausgerechnet ihre Probleme ganz und gar unlösbar seien. Manchmal ist die Lösung ganz einfach: in den Laden gehen und die Knochenarbeit machen. Sogar eine professionelle Modeberaterin muß in der Umkleidekabine eine Menge Frösche küssen, bis sie die Prinzenhose gefunden hat. Probieren Sie fünfundzwanzig bis fünfzig Hosen an. Jammern Sie nicht, bevor Sie sich nicht die Mühe gemacht haben. Wenn Sie nach drei Hosen das Handtuch werfen, werden Sie »Ihre« Hose nie finden.

Meine Meinung interessiert sowieso keinen. O doch, das tut sie. Ihr Euro ist eine Stimme. Ihre Zeitschriftenabonnements sind eine Stimme. Die Leser-E-Mails, in denen Sie sich über eine Zeitschrift oder die Werbeanzeigen eines Designers äußern, sind eine Stimme. Was Sie kaufen und was Sie nicht kaufen, ist eine Stimme. Also sorgen Sie dafür, daß Ihre Stimme auch gehört wird, sagen Sie Ihre Meinung!

Ich bin in der Mutterpause. Es ist mir egal, ob Sie auf dem Muttertrip sind. Das ist keine Entschuldigung dafür, in schlampigen Joggingsachen herumzulaufen. Appellieren Sie nicht an mein Verständnis für Ihren Streß. Ich kenne diesen Streß. Ich habe ihn dreimal durchgemacht. Selbst wenn Sie tagsüber die bequemen Jogginghosen tragen, können Sie abends etwas Nettes anziehen, wie Sally es macht. Bevor ihr Mann nach Hause kommt, zieht sie sich um. Das markiert bei ihr einen Schnitt in der Tagesroutine und erinnert sie daran, daß sie nicht nur Mutter, sondern auch Frau ist. Wenn Sie Ihr Äußeres über einen längeren Zeitraum vernachlässigen, wird diese Vernachlässigung nur allzu leicht zur Gewohnheit, die Sie auch dann nicht mehr ablegen, wenn die

Kinder längst aus dem Gröbsten heraus sind – Ihre Kinder entwickeln sich phantastisch, aber Sie selber sehen grauenhaft aus. Achten Sie auf eine gepflegte Erscheinung, davon hat Ihre ganze Familie mehr.

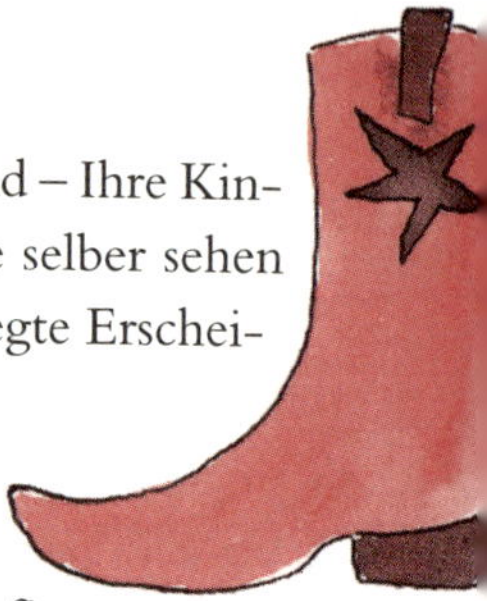

Hauptsache, die Farben passen zusammen. Natürlich sollten die Farben zusammenpassen, aber für ein stimmiges Outfit reicht das noch nicht aus. Eine Freizeithose in camel und eine schicke Bürobluse in camel passen nicht zusammen. Die verschiedenen Stile widersprechen einander. Achten Sie bei jedem Kleidungsstück als erstes auf den Stil. Ist er freizeitmäßig leger und locker? Oder ist er eher formell und seriös? Erst muß der Stil zusammenpassen, dann können Sie Farben kombinieren. Kleidungsstücke, deren Stile entgegengesetzt sind, sollte man nicht in einem Outfit zusammenbringen. Das ergibt kein harmonisches Ganzes.

Persönlichen Stil muß man sich leisten können – dafür ist mein Portemonnaie zu schmal. Stilentscheidungen treffen Sie jeden Tag. Lassen Sie keine Gelegenheit aus, sie bewußt zu treffen und dadurch Ihren Stil zum Ausdruck zu bringen. Das beginnt mit ganz kleinen Dingen wie der Entscheidung für das Plastiketui, in dem Sie Ihre Visitenkarten unterbringen. Nehmen Sie das orangefarbene mit dem poppigen Muster aus Kreisen und Quadraten? Das lavendelfarbene mit den Gänseblümchen? Das türkise mit den winzigen Kegelchen drauf? Wählen Sie dasjenige aus, das Sie LIEBEN. Oder schaffen Sie sich ein kleines Minibüro für Ihre Handtasche an. Sie beginnen mit einem kleinen Reißverschlußtäschchen, das farblich und vom Material her zu Ihrer Handtasche paßt. Darin verstauen Sie Ihre Visitenkarten (mitsamt dem niedlichen Etui), einen Taschenrechner, einen Stift, ein paar Büroklammern, und vielleicht noch Ihr Handy. Abzüglich der Kosten für das Handy wird dieses kleine Stil-Statement

Sie 15 Euro kosten, aber Sie werden jedesmal, wenn Sie Ihre Handtasche öffnen, Freude daran haben. Wieviel Freude lassen Sie sich entgehen, wenn Sie auf Ihren persönlichen Stil verzichten – bei der Auswahl Ihres Schlüsselanhängers, Ihrer Brieftasche, Ihres Regenschirms, Ihrer Notebook-Tasche, Ihrer Handschuhe, Ihres Regenmantels? Seien Sie wach. Jede Entscheidung zählt, also wählen Sie bewußt. Auswählen ist ein Synonym für Stil.

Mode ist etwas für Teenager. Ich gebe auf. Werden Sie älter? Haben Sie ein paar Kilo zugenommen? Glauben Sie Ihren Sinn für Mode verloren zu haben? Ist das Ihre Ausrede dafür, daß Sie den Ehrgeiz aufgeben, schön zu sein? Stop, meine Liebe, das werden Sie nicht tun. Äußere Schönheit ist das Sichtbarmachen innerer Schönheit. Bringen Sie Ihre innere Schönheit zum Ausdruck. Gut gekleidet zu sein, hat weniger mit Kleidern zu tun als mit einem liebevollen Verhältnis zu sich selbst. Sich bewußt zu kleiden, ist eine Gelegenheit, Ihre Liebe zu sich selbst zu leben. Wenn wir Menschen sehen, die gut angezogen sind, fühlen wir uns beschenkt. Seien Sie für andere dieses Geschenk. Seien Sie dieses Geschenk für sich selbst.

Bei Kleidern sollte man in gute Qualität investieren – damit sie ein Leben lang halten. Früher habe ich »Investitionsgarderobe« gepredigt. Ich hielt es für das Klügste, stets die beste Qualität zu kaufen, die man nur finden kann, und sich dafür auf eine Kerngarderobe zu beschränken, bei der man immer wieder einzelne Teile erneuert. Auf diese Weise, so glaubte ich, hätte man eine dauerhaft funktionierende »Garderobe fürs Leben«.

Daran glaube ich nicht mehr. Ich bin nach wie vor für Qualität. Ich liebe erstklassige Qualität. Aber mit den Jahren habe ich gelernt, daß sich nicht nur die Mode ständig ändert, sondern daß vor allem wir selber uns ändern. Wenn Sie sich permanent selbst neu erfinden, sind große Investitionen in eine Garderobe, die ewig halten soll, sinnlos.

Ich orientiere mich immer weniger an der Ewigkeit. Ich will gar nicht, daß meine Kleider ewig halten. Mir wird ganz mulmig bei der Vorstellung, wie lang diese Ewigkeit dauert und daß ich dann immer noch dieselben Sachen tragen soll. Was in diesem Jahr für Sie essentieller Ausdruck Ihrer Persönlichkeit ist, kann Sie in zwei Jahren völlig kalt lassen.

Falls Sie alles Klassische mögen, zum Understatement neigen und der festen Überzeugung sind, daß Sie in fünf Jahren noch genau die gleiche Persönlichkeit wie heute haben werden – dann meinetwegen, nur zu, riskieren Sie es. Aber ich habe Sie gewarnt.

Wenn Sie schnell gelangweilt sind, wollen Sie das gar nicht. Wenn Sie zu denen gehören, die modisch immer an vorderster Front mitmischen wollen, werden Sie allein die Hälfte Ihres Garderobenbudgets dafür ausgeben, den Trends nachzujagen. Und da die Modewelt eine schnellebige Branche ist, werden vielleicht kluge Schnäppchenkäufe Ihr Trick sein, mit dem Sie es schaffen, stets auf dem laufenden zu bleiben.

Früher gab es noch schöne Moden – heute gefällt mir gar nichts mehr. Als Modeberaterin, die in Boutiquen, Kaufhäusern und Designerstores zu Hause ist, kann ich Ihnen versichern, daß jede neue Saison wie Weihnachten ist. Neue Schnitte, neue Designer, neue Farben, neue Materialien sind ein Quell der Inspiration, der für jede, wirklich jede Garderobe Tausende neuer Möglichkeiten auftut. Es sind immer wieder neue Gelegenheiten, sich auszudrücken. Ein schimmernder Stoff kann Ihre Sinnlichkeit wecken und Sie dazu bringen, eine Seite Ihrer Persönlichkeit stärker hervorzukehren, die Sie bisher vernachlässigt haben.

Vielleicht reagieren Sie im ersten Moment mürrisch, wenn Sie neue Dinge sehen, die Ihnen komisch vorkommen und fremd sind. Aber gönnen Sie sich den Spaß – probieren Sie die Sachen einfach an. Das sage ich immer. »Erst anprobieren, dann schimpfen!« Und dann höre ich den Satz, der am häufigsten fällt, wenn ich mit einer Kundin in der Umkleidekabine stehe –

»Ich wäre nie auf die Idee gekommen, das anzuprobieren – aber ich bin begeistert!«

Manchmal dauert es ein Jahr, bevor man einen Trend überhaupt bemerkt. Wenn sich eine Modeneuheit, die im Frühjahr auf den Markt kommt, als besonders erfolgreich erweist, wird sie oft in der darauffolgenden Herbstkollektion noch einmal aufgegriffen und weiterentwickelt und in der nächsten Frühjahrs-/Sommermode noch einmal und so weiter. Das kann bis zu fünf Jahren dauern. Wenn Ihnen die Neuheit im ersten Jahr entgangen ist, kein Problem, dann springen Sie auf den Zug, sobald derselbe Trend im nächsten Jahr wieder auftaucht. Seien Sie abenteuerlustig. Je früher Sie etwas ausprobieren und Gefallen daran finden, desto länger werden Sie etwas davon haben.

Vor vielen Jahren faßte ich den Entschluß, aus einer Gegend in Kalifornien wegzuziehen, die ich unheimlich liebte. Mir behagte der Gedanke nicht, meine kleinen Kinder so nah an einem Atomkraftwerk aufzuziehen. Ich war auf einer Abschiedsparty in einem Haus auf dem Land, das in den Weinbergen östlich der Stadt lag. Es war eine laue Vollmondnacht, und der Himmel hing voller Sterne. Da ich einen Augenblick für mich sein wollte, verließ ich das Haus, das voller Gäste war, und ging einen Hügel hinauf, um in den Himmel zu schauen. Als ich so dastand und darüber nachdachte, wie sehr ich diese wunderbare Landschaft und diese wunderbaren Leute vermissen würde, kamen mir die Tränen.

Plötzlich hörte ich eine Stimme aus der Dunkelheit. »Brenda, bist du das?« Eine Freundin trat neben mich und schaute mit mir zu den Sternen hinauf. Ich erzählte ihr von meiner Wehmut und sie sagte: »Brenda, gute Leute gibt es überall.«

Das war Balsam für meine Seelc. Und natürlich hatte sie recht.

Ich möchte, daß Sie wissen, daß in Sachen Mode und Kleidung überall Gutes auf Sie wartet. Seien Sie nicht traurig, wenn Sie sich von einem Stil verabschieden müssen, weil er einfach out ist. Die Zukunft hält wunderbare Neuigkeiten für Sie bereit, an denen Sie mindestens so viel Freude haben werden wie an dem, was Sie hinter sich lassen.

Außerdem gibt es phantastische Leute, die Ihnen helfen können. Da sind Verkäuferinnen, die ebenso vertrauenswürdig wie kompetent sind. Sie werden »Ihre« Verkäuferin kennenlernen und sich von ihr immer wieder über neue Stoffe, neue Schnitte, neue Farben aufklären lassen.

Da sind die Mode- und Imageberater, die Ihnen zur Seite stehen, wenn Sie sich mal wieder neu erfinden und das auch in Ihrer äußeren Erscheinung widerspiegeln möchten. Sie helfen Ihnen dabei, Ihr Garderobenbudget so auszugeben, daß Sie das Bestmögliche herausholen, und Kleider zu kaufen, die Ihr Selbstbewußtsein stärken und Ihnen Erfolg und Freude bringen. Machen Sie sie ausfindig.

Gehen Sie mit offenen Augen durch die Natur. Sie zeigt uns unablässig, daß Schönheit etwas ist, das sich in stetem Wandel befindet. Sie zeigt uns immer neue Farben und Formen, die nur darauf warten, von uns entdeckt und als Inspiration für unsere Garderobe genutzt zu werden. Lassen Sie sich von den Herbstfarben dazu inspirieren, die satten Gold-, Kürbis-, Braun- und Olivtöne zu tragen, die Sie umgeben. Lassen Sie sich im Frühling von den Narzissen und Krokussen dazu inspirieren, frischen Wind und neue Knospen in Ihre Garderobe zu bringen. Das Leben ist ein Fluß. Lassen Sie sich vom Leben in Bewegung bringen und auf seinen Wellen tragen. Werden Sie nicht festgefahren und unbeweglich. Bleiben Sie offen.

Haben Sie Mut. Es braucht Mut, um durchs Leben zu kommen. Und Ihr bester Verbündeter dabei kann Ihr Wissen über sich selbst sein, über Ihre Macken, Ihre Eigenheiten, Ihre Sehnsüchte. Woraus beziehen Sie Stärke? Was gibt Ihnen Trost? Wenn Sie sich stark fühlen wollen, dann ziehen Sie Ihr »Power-Kostüm« an. Die Kleidung, die Sie tragen, wirkt sich auf Ihre Stimmung aus. Ihr »Power-Kostüm« wird Sie in einem Moment der Schwäche daran erinnern, daß Sie stark sein wollten. Wenn Sie Trost brauchen, lassen Sie sich von weichen Stoffen und sanften Farben verwöhnen.

Es war mir ein Vergnügen, Ihnen vor dem Kleiderschrank und in der Umkleidekabine zur Seite zu stehen, während Sie für die vielen Situationen Ihres Lebens lauter perfekte Outfits kreiert haben. Ich wünschte, Sie könnten mit meinen Augen sehen, wie schön Sie sind! Ich wünsche Ihnen die tiefe Befriedigung, die man empfindet, wenn man sich selbst im Spiegel sieht und das, was man sieht, LIEBT – eine äußere Erscheinung, die Ihr inneres Selbst widerspiegelt, nämlich die wunderbare Person, die Sie hier und heute sind!

Denken Sie daran: Ihre Garderobe ist so lange lebendig, wie Sie selbst es sind. Geben Sie sich niemals auf. Seien Sie zärtlich, liebevoll und großzügig zu sich selbst. Ich wünsche Ihnen dazu alles Gute! Wer weiß, vielleicht werden Sie und ich uns irgendwann einmal irgendwo auf dieser Welt begegnen – Sie in Ihren Kleidern und ich in meinen Kleidern – und einander anschauen und lächeln, weil jede das wahre Selbst der anderen erkennt. Bis dahin, meine Schöne, genießen Sie das Leben!

Dank

Ich danke meinen Kundinnen für all die Jahre, in denen sie mir gestattet haben, durch die Brille der Stil- und Modeberaterin in manchmal sehr intime Bereiche ihres Lebens zu schauen. Die Arbeit mit Ihnen und Ihrer Garderobe macht mir große Freude, inspiriert mich und läßt mich täglich Neues lernen. Von Designern und Modeverkäuferinnen, mit denen ich meine Kundinnen bekannt mache, höre ich oft: »Brenda, Sie haben wirklich die *besten* Kundinnen.«

Der größte Dank geht an meine Familie, die mir Liebe und Verständnis entgegenbringt, selbst wenn ich unter Termindruck die absonderlichsten Launen an den Tag lege, vor allem an meine nächsten und liebsten Angehörigen, meine Kinder. Trevor, die Abende, an denen ich Dir und Deinen Jazzerfreunden vom Klein Trio im Savanna Grill lausche, öffnen mir immer Geist und Seele. Du bist ein Schatz. Caitlin, süße Caitykinola, du bist die weiseste Siebzehnjährige, die ich kenne. Daß du so bist, wie du bist, schenkt mir und meinen Freundinnen immer wieder neue Inspiration. Erin, ich danke dir für die Verwöhn- und Amüsierwochenenden mit dir und deinen Freunden und Freundinnen in San Diego, und für die wunderbaren kleinen Geschenke, mit denen du mich überraschst. Ihr Kinder seid die Sterne an meinem Himmel. Ich liebe euch. (Erin, nimmst du es mir krumm, daß ich deinen Spruch aus Kindermund so gern zitiere?)

Ich danke meinen Eltern, Don und Alma Reiten, die in diesem Jahr größter körperlicher und seelischer Belastungen immer die Zeit und Kraft gefunden haben, ihrer Tochter die Ermutigung zu geben, die sie brauchte. Euer Glaube an mich wirft mich um. Eure Liebe ist unerschöpflich. Womit habe ich das nur verdient?

Ich danke meinen lieben Brüdern Kirk, Todd und meinem Zwillingsbruder Brent – ich liebe euch! Ich danke meiner Lieblingsschwägerin Wendalyn (wo bleiben die Dessous, die du mir versprochen hast?). Besonders liebe Umarmungen für Jessie, Carly und Anny – ich denke oft an euch.

Ich danke einer wunderbaren Frau, die mir einmal wöchentlich mit Engelsgeduld ihr Ohr lieh – meiner Autorenfreundin Christie Nelson. Du Arme! Wie viele miserable Kapitelanfänge hast du tapfer ertragen, mit stetem Optimismus, wertvollem Feedback und – vor allem in der Schlußphase – mit dem tausendmal gesagten »Kopf hoch!«. Dieses »Kopf hoch!« aus deinem Mund war der Klebstoff, der dieses Projekt zusammengehalten hat (und übrigens auch alle anderen). Wenn ich heute anfange, ein »Dankeschön!« ans andere zu reihen, könnte ich dir ungefähr im Jahr 2031 angemessen für alles gedankt haben, aber dann werden wir immer noch gemeinsam bei Nordstrom nach schönen Tüchern stöbern und uns jeden Mittwoch um halb fünf beim Book Beat treffen, um gegenseitig unsere Texte zu begutachten.

Ich danke meinen lieben Freundinnen Linda Anderson und Randi Merzon, die mir einmal im Monat kurzerhand meinen Terminkalender aus der Hand gerissen und mit dem Rotstift feste Zeiten fürs Schreiben eingetragen haben. Ohne eure liebevolle Strenge hätte ich irgendwo in der Mitte des Projekts den Verstand verloren, da bin ich sicher. Ihr zwei seid einfach klasse! Und Leder ist eindeutig EURE Farbe. Ihr seid ein phantastisches Team!

Ein besonderes Dankeschön geht an die Crew der Fairfax Kafeerösterei, die schon morgens um halb sieben Uhr mit freundlichem Lächeln, guter Laune und dem doppelten Espresso aufwartete, mit dem ich meine Schreibtage begann. Liebe Grüße und Dank an Kym (du bist ein echt cooles Mädchen!) und an den netten »Coffee Shop Guy«. Eure morgendlichen Anfeuerungsparolen und witzigen Bemerkungen werden nur noch übertroffen von eurer Freundschaft!

Danke an meine wunderbaren Freunde und Freundinnen, die die Höhepunkte mit mir feiern und an tränenseligen Tiefpunkten immer ein Taschentuch zur Hand haben – Louise Elerding, Pattiricia Clure, Linda Scheibel, Kim Connor Kuhn, Toni Bernbaum, Helena Chenn, Cat Prince, Carl und Marie Dern, Cheryl Little, Cheri Hoggan, Ellen Rankin, Robert Moore. Ich liebe euch! Und ganz besonders an Persia Matine, die nicht nur eine enge Freundin ist, sondern auch eine wunderbare Mitarbeiterin, die als Visagistin meine Kundinnen verschönert. Du bist die Beste!

Danke an meine »7@7-Gruppe« – Christa Ortman, Joan Owen, Nadine Narita, Joanne Harwood, Kate Ames Comings und Rosemary Shorrock – eure lehrreichen Stories über Liebe, Zuversicht und Beharrlichkeit machen mir immer wieder Mut.

Und wer rief an, als ich kurz vor dem Abgabetermin stand? Die Oprah Winfrey Show! Panik. Griffel fallen lassen und in Hektik ausbrechen. Und wer erklärte sich bereit, für Oprahs

7-Millionen-Publikum als Vorher-Nachher-Models aufzutreten? Eine unschlagbare Crew von treuen Anhängerinnen. Innigsten Dank an Sheila-Merle Johnson, Diana Smart, Carol Brown, Christie Nelson, Helena Chenn, Persia Matine, Kim Connor Kuhn, Teresa Wootton (doppelten Dank für den zweifachen Vorher-Nachher-Auftritt), Catherine Commins, Camille Chamberlain, Pam Howard und Caitlin Kinsel.

Vielen Dank an meine Geschäftspartner bei der Wildcat Canyon Press. Vor allem an Roy M. Carlisle, meinen Redakteur. Danke für die großartige Zusammenarbeit und dafür, daß du immer ein Ohr für mich hattest und mir nicht nur ein phantastischer Redakteur, sondern auch ein verständnisvoller Freund bist. Danke an mein Goldstück Leia Carlton – du fehlst mir, Süße! Danke an die mutige und schöne Carol Brown – du bist die Beste! Danke an Patricia, Nenelle, Sherry, Patsy, Larissa und Leyza – ihr macht euren Job so gut und engagiert, daß es mir jedesmal eine Freude ist, bei euch Wildcats zu sein. Danke an Tamara Traeder, die sympathische Verlegerin und großartige Chefin – Ihr unermüdliches Engagement verdient einen hochdotierten Lorbeerkranz! Danke an Jean M. Blomquist – ich bin glücklich, mit dir schon an meinem nächsten Buch zu arbeiten.

Jenny Phillips, Grafikerin und Illustratorin, du gehörst zu meinen Favoriten unter allen Menschen, die ich weltweit kenne – weil du so bist, wie du bist, weil du tust, was du tust, und weil du es so tust, wie du es tust. Du bist meine Heldin. Noch einmal Danke für deine Bravour – die bei dir vollkommen natürlich ist.

Danke an meine Freunde und Freundinnen vom AICI (Association of Image Consultants International) – mein Gott, ohne euch wäre das Leben öde, öde, öde! Der Mitgliedschaft beim AICI verdanke ich es, so vielen wunderbaren Lehrern begegnet zu sein. Danke für alles, was ihr mir beigebracht habt. Ihr seid die tapferen Vorkämpfer auf dem Feld der Mode- und Imageberatung, die unermüdlich forschen, analysieren, interpretieren und lehren.

Ich weiß, meine Liste wird lang und länger und strapaziert Ihre Geduld. Aber ich muß noch einen letzten wichtigen Helfer hinter den Kulissen erwähnen, der mich beim Schreiben dieses Buches immens unterstützt hat. Es ist die Musik. Wenn ich mit meinem orangenen iMac in meinem Arbeitszimmer sitze und auf der Tastatur klimpere, spielt im Hintergrund immer Musik. Die sieben Lieblings-CDs, die mir während der ganzen Arbeit an diesem Buch Schwung und Energie gegeben haben, waren Lucinda Williams: *Car Wheels on a Gravel Road*, Shelby Lynn: *This is Shelby Lynn* (danke, Hugo!), Bill Frisell: *Good Dog, Happy Man* (danke, Paul!), Lee Williams and the Spiritual QC's: *Love Will Go All the Way*, Keb' Mo': *The Door*, und die Soundtracks der Filme *Die Wonder Boys* und *Begegnung des Schicksals*. (Dad, sehe ich da etwa eine Träne in deinem Auge? Ach so, du hast bloß gegähnt! Wie auch immer – Mom und mir hat der Film gefallen!)

Brenda Kinsel

Wie man einen Badeanzug kauft

Stil- und Modetips für Frauen. Aus dem Amerikanischen von Edith Winner. 216 Seiten mit farbigen Illustrationen von Jenny Phillips. Serie Piper

Mit dem Kleiderkaufen verhält es sich wie mit den Männern: Man sollte nur die wählen, die einen hundertprozentig überzeugen. Brenda Kinsel, Imageberaterin und erfolgreiche Busineßfrau, verrät allen modebewußten Frauen, wie sie perfekt gestylt durchs Leben kommen: angefangen beim Ausmisten Ihres Kleiderschranks über die Wahl der richtigen Kleiderfarbe bis hin zur Form der Ohrringe, die Ihnen schmeicheln. Damit das Shopping nicht im Frust endet und Sie zu jedem Anlaß das passende Outfit tragen. Ein witziger und nützlicher Lifestyle-Ratgeber für jede Frau.

»Dank Brenda Kinsel habe ich meinen ganz eigenen Stil gefunden.«
Isabel Allende

05/1671/01/L

Anna Johnson

Drei schwarze Röcke

Was jede Frau zum Überleben braucht. Aus dem Amerikanischen von Ursula Bischoff. 328 Seiten. Serie Piper

Basic Living – alles, was dazugehört.
Der sexy Mini, seriös bis zum Knie oder lang und elegant – für jede Gelegenheit der richtige Rock. Doch neben dem perfekten Outfit brauchen Frauen zum Überleben heute noch viel mehr. Anna Johnson gibt die besten Tips für Finanzen, Karriere und Lifestyle, für Wellness, Romantik und Verführung. Selbst an die wichtigsten CDs für jede Stimmung ist gedacht und an das raffinierteste Kochrezept für die beste Freundin, die getröstet werden muß. – Eine gelungene Kombination aus charmantem Benimmbuch und modernem Lifestyle-Ratgeber.

05/1826/01/R

Kathryn Eisman

Schuhe lügen nicht

Was sie uns über Männer verraten. Aus dem Englischen von Ursula Bischof. 112 Seiten mit Illustrationen der Autorin. Serie Piper

Wir Frauen haben es immer schon gewußt: Ein Blick auf die Füße verrät mehr als tausend Worte. Ob legere Camper, klassische Schnürschuhe, kultige Pumas oder luftige Flip-Flops – die Lieblingsschuhe des Mannes sind der Schlüssel zu seinem wahren Ich. 44 Männertypen hat Kathryn Eisman mit ihren Charakterstärken und Schwächen anhand ihrer Fußbekleidung ausgemacht. Zu welchen gehört der Mann Ihres Herzens?

»Originelle Tips und humorvolle Einsichten in die Spezies Mann.«

Sonntagsjournal

05/1827/01/L

Claudia Leins

Glück fürs ganze Jahr

155 Seiten. Serie Piper

Der Neujahrsspaziergang im glitzernden Schnee, wieder erwachende Frühlingsgefühle und der erste Biß in noch warmes Ostergebäck, der Duft reifer Erdbeeren, die träge Glückseligkeit eines Sommertages, Grillabende unterm Sternenhimmel und Herbststimmung mit leuchtend buntem Laub – das Glück hat viele Gesichter, Farben und Gerüche. Claudia Leins öffnet uns die Augen für die kleinen Glücksmomente und die Magie des Alltags. Sie lädt ein, jeden Monat bewußt zu erleben und zu feiern. Ein Lesegenuß für alle Sinne, bei dem einem ganz warm ums Herz wird.

»In jeder Minute, die du im Ärger verbringst, versäumst du sechzig glückliche Sekunden deines Lebens.«

Albert Schweitzer

05/1380/01/R

Katrina Kenison

Mehr Zeit für mich

Wohlfühltips für Mütter in Eile. Aus dem Amerikanischen von Barbara Röhl. 191 Seiten. Serie Piper

Mutter zu sein bedeutet oft Dauerstreß: Gibt es doch heutzutage schon für die Kleinsten ein Überangebot an Aktivitäten, das moderne Mütter auch nutzen möchten – doch ihnen geht dabei leicht die Puste aus. Katrina Kenison zeigt, wie Mütter das Tempo drosseln und ihren eigenen Rhythmus finden können: beim gemeinsamen Frühstück oder Geschichtenvorlesen, beim Spielen, Einkaufen oder einfach beim Faulenzen – zum Besten der Kinder und fürs eigene Wohlbefinden.

»Öfter mal locker lassen ... Kenison macht Vorschläge, wie und wo Mütter im alltäglichen Marathon kleine Oasen einbauen können.«
Der Spiegel

05/1415/01/L

Ellen Fein und Sherrie Schneider

Die neue Kunst, den Mann fürs Leben zu finden

»The Rules II«. Aus dem Amerikanischen von Ursula Buntspecht. 233 Seiten. Serie Piper

Auf in die zweite Runde! Nach dem Sensationserfolg ihres Buches »Die Kunst, den Mann fürs Leben zu finden« bieten Ellen Fein und Sherrie Schneider einen neuen Katalog mit Tips und tieferen Einsichten, damit auch Sie ihn endlich bekommen: den Mann fürs Leben. Jede Menge Singles laufen heutzutage herum, es wäre doch gelacht, wenn da nicht einer für Sie dabei ist. Nur müssen Sie es richtig machen. Wie hole ich meinen langjährigen besten Freund vor den Traualtar? Wie bekomme ich meinen Ex zurück? Was mache ich aus der Büroaffäre? Was, wenn er geschieden ist und Kinder hat? Was, wenn er reich ist und mich zu einem luxuriösen Wochenende einlädt? Unverblümt und offen stehen Ellen Fein und Sherrie Schneider mit Rat und Tat zur Seite.

05/1506/01/R